Cornelia Bloss

Fibromyalgie – Das Mutmach-Buch

Die besten Strategien gegen den Schmerz

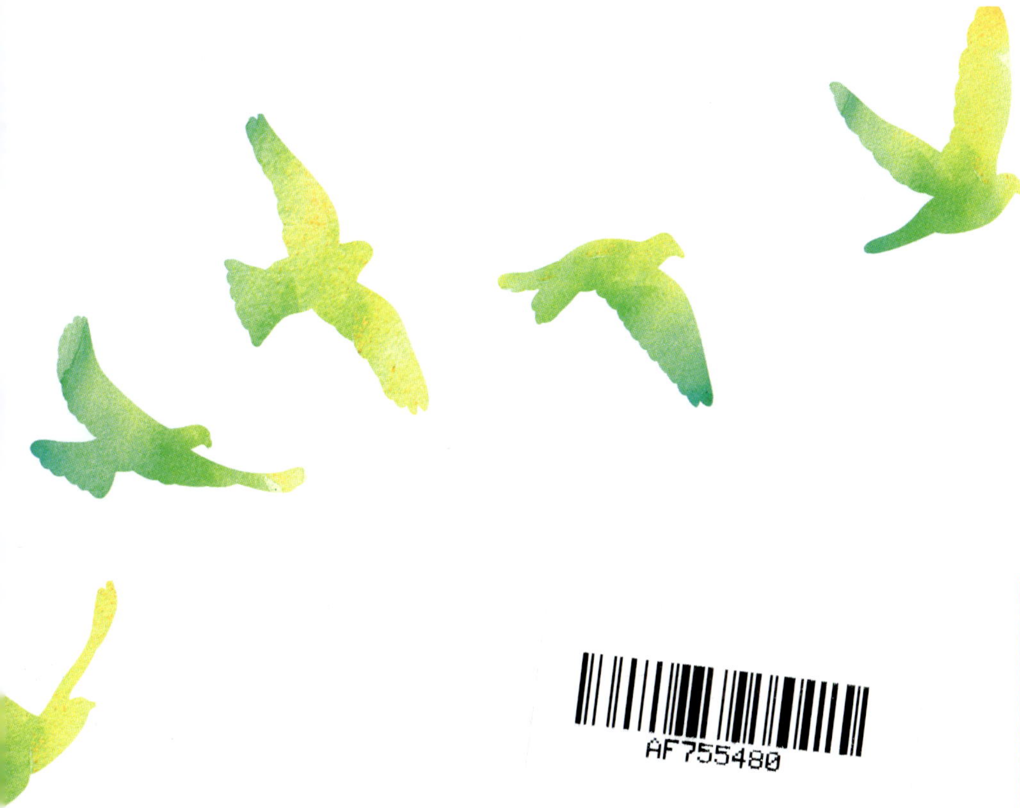

TRIAS

Fibromyalgie? Ja, danke! 6

Die unsichtbare Krankheit 9

1 Fibro … wie bitte? 10
2 Diagnose und Ursachen 32

Lebensstiltherapie: GUT mit Fibromyalgie leben 42

3 Bewegung 43
4 Auszeiten 53
5 Entspannung 57
6 Entlastung: Ballast abwerfen 62
7 Entschleunigung 67
8 Stress abbauen 74
9 Die innere Einstellung 78
10 Erfolge und Ziele 87
11 Arbeiten mit der Psyche 93
12 Manuelle Therapien & Co. 102
13 Nahrungsergänzungsmittel 108
14 Ernährung 124
15 Achtsamkeit 130

Bloss

Fibromyalgie – Das Mutmach-Buch

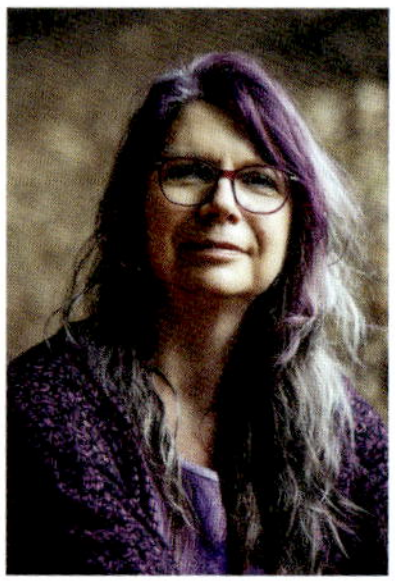

Cornelia Bloss ist Heilpraktikerin für Psychotherapie und selbst von Fibromyalgie betroffen. Seit Jahren beschäftigt sie sich intensiv mit dem Fibromyalgie-Syndrom (FMS) und mit Betroffenen – beruflich und privat. Somit ist das FMS mittlerweile zum Schwerpunkt ihrer Arbeit geworden. Sie profitiert von ihrer Entschlossenheit, mit Fibromyalgie gut zu leben, und lässt sich niemals entmutigen. Sie hat eine eigene Praxis für Biografiearbeit in Dörbach.

Danksagung

Ein ganz besonderer Dank gilt Frau Dr. Petra Folkersma von «Schreibweise« www.schreibweise.info – die mich immer wieder ermutigt, tatkräftig unterstützt und gecoacht hat, dieses Buch auf den Weg zu bringen.

Ebenso danke ich meinem Rheumatologen und Internisten Dr. Berthold Eul, bei dem ich mich ganzheitlich, empathisch und fachlich absolut kompetent aufgehoben fühle. Er hat als Erstes die Fibromyalgie benannt und erkannt und mich immer wieder ermutigt und unterstützt.

Spannungsfelder 133

16 Fibromyalgie und Partnerschaft 134

17 Fibromyalgie als Behinderung 144

18 Fibromyalgie bei Kindern und Jugendlichen 151

Es geht immer weiter 156

19 Fake News und Aktuelles 157

20 Einsichten und Aussichten 167

Quellenverzeichnis 174

Stichwortverzeichnis 179

Fibromyalgie? Ja, danke!

Das klingt mit Sicherheit erst einmal befremdlich und ungewohnt: Ich soll dankbar sein für eine Krankheit, die mich quält und mich einschränkt? Ich soll annehmen, was ich doch überhaupt nicht haben möchte, was mir unangenehm ist und wehtut?

Ja – so ungewöhnlich das klingt. Mit »Ja« meine ich hier »annehmen«. Und »Danke« sage ich für das, was für mich – auch mit Fibromyalgie – noch alles möglich ist. Das ist mein Ansatz für den Umgang mit dieser Krankheit, mit der ich gelernt habe zu leben – und, was noch wichtiger ist, mit der ich gelernt habe, GUT zu leben.

Wie das gelingen kann und welche (positiven) Auswirkungen diese Einstellung hat, verrate ich Ihnen in diesem Mutmach-Buch. Alles, was ich Ihnen hier schildere, habe ich über Jahre selbst erlebt, erprobt, gelebt und praktiziert. Und nichts davon ist exotisch, undurchführbar oder kostspielig.

Und: Das Buch ist voller Rezepte. Nicht von der ärztlich verordneten Sorte, sondern das Buch ist ein Rezeptbuch, in dem Sie stöbern und sich nach Ihrem individuellen Bedarf Ihren ganz eigenen Therapie-Cocktail zusammenstellen können. Genau wie beim Blättern in einem Kochbuch und dem Ausprobieren der Rezepte gefällt und »schmeckt« Ihnen sicher nicht alles. Nicht jedes Rezept möchte man ausprobieren und bei anderen weiß man sofort: Das könnte lecker sein – und die Zubereitung macht bestimmt auch Spaß! Sie ahnen schon beim Durchlesen, dass das etwas nach Ihrem Geschmack ist, und freuen sich aufs Ausprobieren.

Wie bei leckeren Gerichten sind die einzelnen Zutaten von besonderer Wichtigkeit: Sie sollen hochwertig, frisch und der Gesundheit zuträglich sein. Das bedeutet nicht, dass Sie auf ein wenig »gute Butter«, ein kühles Glas Sekt oder eine leckeres Stück Schokolade verzichten müssen. Ich halte es da mit Paracelsus: »Nur die Dosis macht das Gift.«

Probieren Sie aus, was Sie anspricht, und verlassen Sie sich immer mehr auf die Gelüste und die Bedürfnisse Ihres Körpers als auf fremde Empfehlungen. Wunder kann ich Ihnen nicht versprechen – aber wundern Sie sich nicht, wenn Sie sich besser fühlen, Ihre Schmerzen erträglich werden und das Leben wieder Spaß macht. So ging es mir jedenfalls.

Wie komme ich dazu, dieses Buch zu schreiben? Es hat sehr viel mit mir persönlich zu tun: Für mich als Heilpraktikerin für Psychotherapie und selbst von Fibromyalgie Betroffene ist die Erkrankung zum Schwerpunkt der Arbeit in meiner Praxis geworden. Als ich die Diagnose »Fibromyalgie-Syndrom« (FMS) erhielt, arbeitete ich in der Sterbebegleitung im Hospiz und auf verschiedenen Palliativstationen. Zusammen mit meinem Therapiehund Wanja begleitete ich Menschen in ihrer letzten Lebensphase psychobiographisch. Ich habe dabei viele Menschen kennengelernt, für die eine Krebsdiagnose das Todesurteil war. Als sich meine Symptome, an denen ich eigentlich schon litt, solange ich denken konnte, durch eine bakterielle Gelenkentzündung gravierend verschlimmerten, war ich fest davon überzeugt, an einer unheilbaren Erkrankung zu leiden.

Darum war mein erster Gedanke, als ich meine Diagnose schließlich von einem Rheumatologen bestätigt hörte: »Gott sei Dank – kein Krebs!« Dann begann ich, mich intensiv mit meiner Diagnose und der Fibromyalgie an sich auseinanderzusetzen. Meine Erkenntnis:

»Mit dieser Erkrankung kann ich gut leben. Daran werde ich schon mal nicht sterben!« Dieser Gedanke und diese Einstellung prägten mich von diesem Moment an und tun das bis zum heutigen Tag. Sie begleiten mich, geben mir Kraft und die nötige Stärke, jeden Tag aufs Neue die Herausforderungen der Fibromyalgie anzunehmen und damit zu leben.

Ich habe nie vergessen, wie sich Dankbarkeit und Erleichterung in mir breitmachten. Kein Todesurteil, keine lebensbedrohliche Erkrankung! In der Psychologie nennt man es »Reframing«, wenn man ein Erlebnis in dieser Weise in einen anderen Rahmen, einen neuen Kontext setzt: Statt frustriert zu sein über eine oft lästige, häufig schmerzhafte und meistens einschränkende Krankheit, sah ich für mich eine Art »Gnade« – und sicher auch eine Herausforderung. Darum war ich fest entschlossen, mich nicht entmutigen zu lassen und weiter dankbar zu sein. Ich habe meinen Weg in und mit der Krankheit gefunden und mich intensiv mit FMS, mit mir und mit anderen Betroffenen beschäftigt – beruflich und gezwungenermaßen auch privat. Man könnte sagen, FMS ist zu meinem ganz speziellen »Way of Life« geworden …

ERSTER TEIL

Die unsicht-bare Krank-heit

1 Fibro … wie bitte?

In diesem Kapitel beschäftigen wir uns mit all dem, was Sie schon immer über Fibromyalgie wissen wollten (aber bisher nicht zu fragen wagten). Denn Verstehen ist der Schlüssel zu einem konstruktiven Umgang mit der Krankheit.

»Fibromyalgie« – oje! Manchmal denke ich, das Wort ist schlimmer als die Krankheit. Spaß beiseite, natürlich will ich nichts verharmlosen und bin auch gar nicht in der Position dafür. Aber wie ich im persönlichen Vorwort schon schrieb: Ich bin jeden Tag dankbar dafür, keine Diagnose mit tödlicher Prognose bekommen zu haben!

Fibromyalgie ist eine chronische Schmerzerkrankung, die mein gesamtes Leben veränderte. Nach vielen Jahren der Beschwerden, die kein Arzt eindeutig einer Erkrankung zuordnen konnte, hat der Schmerz einen Namen bekommen: Fibromyalgie. Als ich nach meinem Besuch beim Rheumatologen wusste, was mich so piesackt, habe ich sofort angefangen zu recherchieren. Ich wollte wissen, wer nun mein ständiger Begleiter ist. Und wie es überhaupt zu diesem unaussprechlichen Namen kommt …

Handeln wir das einmal zuerst ab: »Fibromyalgie« leitet sich ab aus dem lateinischen *fibra* für »Faser« und von »Myalgie«, »Muskelschmerz«, hier liegt der Ursprung im griechischen *mŷs* für »Muskel« und *álgos* für »Schmerz«. Damit haben wir auch schon das Hauptsymptom, den quälenden Muskelschmerz, identifiziert. Hinzu kommt noch eine Reihe weiterer Symptome, die ich noch aufgreifen werde.

Ich habe bei meinen Recherchen den Eindruck gewonnen, dass es Fibromyalgie schon »immer« gab, nur hieß sie nicht immer so. Beschreibungen von Schmerzen an Muskeln und Skelett reichen weit zurück und tauchen schon in Überlieferungen aus dem 16. Jahrhundert auf. Schmerzen des Bewegungsapparates liefen damals unter dem (ungenauen, aber immerhin existenten) Sammelbegriff »Rheumatismus«. Im 18. Jahrhundert kam dann für Schmerzen, die nicht von gelenkzerstörenden Prozessen begleitet wurden, der speziellere Begriff »Muskelrheumatismus« auf. Es gab also fortan degenerative Erkrankungen wie Arthrose bzw. rheumatoide Arthritis auf der einen und muskelrheumatische Schmerzzustände mit Symptomen ähnlich denen, die wir heute mit »Fibromyalgie« bezeichnen, auf der anderen Seite.

Jene zweite Kategorie gliederte sich ab dem 19. Jahrhundert weiter in verschiedene Unterformen auf, aber die Unterscheidungen blieben vage. Im 20. Jahrhundert endlich kam es zur eingehenden Beschreibung der fibromyalgietypischen Symptome wie der sogenannten Tender Points. Tender Points (= Druckpunkte) sind 18 definierte schmerzhafte Druckpunkte, die sich im Bereich der Muskeln und an den Ansätzen beziehungsweise an den Übergängen der Sehnen befinden. Es blieb aber zunächst weiter unklar, ob entzündliche Prozesse Teil der Erkrankung sind oder nicht. Die Bezeichnung »Fibrositis« kam auf (die Endung »-itis« weist bei Krankheitsnamen auf eine Entzündung hin) und es folgten weitere Begriffe, einer so unhandlich wie der nächste: »Myofasziitis«, »Myofibrositis« und »Neurofibrositis«, die alle ebenfalls auf entzündliche Prozesse im Körper hindeuten. Aber genau diese wurden niemals nachgewiesen, und so wurde 1976 die Bezeichnung »Fibromyalgie« eingeführt. In der weiteren Entwicklung der Krankheitsdefinition wurden die Tender Points, die Schmerzen, die Müdigkeit, die Schlafstörungen und andere Beschwerden in den Symptomkatalog für das Fibromyalgie-Syndrom (FMS) aufgenommen, wobei das Vorhandensein von Tender Points derzeit keine notwendige Bedingung mehr für die Diagnose darstellt.

Aber ist Fibromyalgie eine eigenständige Krankheit? Keiner, der die Diagnose hat und die Symptome spürt, wird daran zweifeln. Doch es mangelt nach wie vor an zuverlässigen apparativen oder laborchemischen Diagnosemöglichkeiten; dies bremst nicht nur die Forschung aus, sondern trägt immer noch dazu bei, dass es anhaltende Zweifel an der Eigenständigkeit der Fibromyalgie als Syndrom gibt. Eben weil diese Möglichkeiten und auch die (überzeugend wirksamen) schulmedizinischen Möglichkeiten der Behandlung fehlen, wird die Fibromyalgie von Ärzten gerne verharmlost. Und wir Patienten leiden darunter, dass wir uns häufig mit unseren Beschwerden nicht ernst genommen fühlen. [1]

Ist Fibromyalgie eine Autoimmunerkrankung?

Zu dieser Unsicherheit trägt auch die Frage bei, ob Fibromyalgie nicht doch als Autoimmunerkrankung klassifiziert und verstanden werden könnte. Tatsächlich überschneiden sich viele Fibro-Symptome mit denen von Autoimmunerkrankungen, vor allem die große Müdigkeit und Abgeschlagenheit ist eine große Gemeinsamkeit. Aber bis jetzt gibt es keine ausreichenden Beweise dafür, dass Fibromyalgie Autoantikörper oder Entzündungen produziert oder bleibende Schäden an körpereigenem Gewebe verursacht. Dabei wäre es so wichtig, die Ursache von Fibromyalgie zu entdecken: Als Betroffene/Betroffener ernst genommen zu werden, würde kein Problem mehr darstellen, und Forscher, Ärzte und Patienten könnten viel gezielter an vorbeugenden Maßnahmen und besseren Behandlungsmöglichkeiten zur Linderung der Schmerzsymptome arbeiten.

Unterschiede – und Gemeinsamkeiten

Aber es herrscht leider auch hier keine Klarheit. Bei einer Autoimmunerkrankung attackiert der Körper sich selbst, weil das eigene Immunsystem irrtümlich auf gesunde Zellen losgeht, die es als gefährliches Virus, schädliches Bakterium oder sonstigen Eindringling einstuft, obwohl dem nicht so ist. Die Reaktion: Der Körper produziert Autoantikörper, die die körpereigenen Zellen zerstören. Es entstehen Gewebeschäden und häufig im betroffenen Bereich Entzündungen. Fibromyalgie aber verursacht ja keine Entzündungen und wahrscheinlich auch keine Schäden an Körpergewebe.

Verwirrung wird oft dadurch gestiftet, dass Fibromyalgie nicht selten gleichzeitig mit Autoimmunerkrankungen auftritt. Es kommt häufiger vor, dass Patienten gleichzeitig an Fibro-Schmerzen und einer Autoimmunerkrankung leiden. Das erleichtert eine saubere Differentialdiagnose natürlich nicht gerade. Die Fibromyalgie wird so noch schwieriger zu diagnostizieren.

Ein Beispiel dafür: Bei Fibro-Patienten kommen häufiger hohe Spiegel von Schilddrüsenantikörpern vor, was auf die Autoimmunerkrankung Morbus Basedow oder auf Hashimoto-Thyreoiditis hindeuten kann, eine Entzündung, bei der sich das Schilddrüsengewebe selbst zerstört. Fehlen dann die typischen Symptome dieser Erkrankungen, sind aber gleichzeitig Fibro-Symptome vorhanden, bleibt bei Ärzten und Betroffenen oft nur ein großes Fragezeichen zurück. Schnittmengen gibt es auch zwischen der Fibromyalgie und dem Sjögren-Syndrom, einer Autoimmunerkrankung, die neben großer Augen- und Mundtrockenheit und großer Müdigkeit auch durch starke Nervenschmerzen charakterisiert ist. Bei Fibromyalgie sind aber (im Gegensatz zur Autoimmunerkrankung) die schmerzenden Nerven weder entzündet noch beschädigt. Der Verdacht, Fibromyalgie sei eine Autoimmunerkrankung, ist also bislang nicht bestätigt.

Darum ist auch das schulmedizinische »Allheilmittel« Kortison bei Fibromyalgie nicht angezeigt und auch die Option, die körpereigene

Immunabwehr durch entsprechende Medikamente (Immunsuppressiva) zu unterdrücken, ist kein gangbarer Weg. Letztlich sind dies aber auch keine Behandlungen, die bei Autoimmunerkrankungen das Übel an der Wurzel packen könnten, denn auch hier sind die tieferen Ursachen des Entstehens unbekannt. Die Forschung tappt in beiden Bereichen immer noch im Dunkeln, wenn auch, und das ist ein wichtiger Unterschied, die Autoimmunkrankheiten von Ärzten inzwischen durchweg ernst genommen werden.

Habe ich primäre oder sekundäre Fibromyalgie?

Es gibt zwei Untergruppen der Fibromyalgie, einmal die primäre Fibromyalgie, die allein auftritt und bei der keine andere Erkrankung die Ursache oder der Auslöser ist, und zum anderen die sekundäre Fibromyalgie, die sich im Zuge einer anderen Erkrankung entwickelt und z. B. von rheumatischen oder Autoimmunerkrankungen begleitet wird. Das muss bei der Diagnosefindung unbedingt abgeklärt werden. Ich habe das »Glück«, mit der ersten Form zu leben, und habe meinen Umgang damit gefunden. Aber auch wenn Sie von der sekundären Fibro betroffen sind, rate ich Ihnen, sich die »Rosinen« aus diesem Buch herauszupicken. Ob und wie Sie zusätzlich wegen der Begleiterkrankungen schulmedizinisch begleitet werden können oder müssen, sollten Sie unbedingt mit Ihrem Arzt besprechen.

Wie kann ein typischer Fibromyalgie-Verlauf aussehen?

Fibromyalgie verläuft chronisch und meist schubartig. Ihr Verlauf lässt sich grob in drei Phasen einteilen, die sich mit fortschreitendem

Alter verändern: das Frühstadium, das mittlere Stadium und schließlich das Vollstadium. Dabei wird das Frühstadium oft unbewusst erlebt, das mittlere Stadium bewusster; ist die Krankheit im Vollstadium voll ausgeprägt, kann sie nicht mehr ignoriert werden.

Jugend

Fibromyalgie kann schon in der frühen Jugend beginnen, manifestiert sich aber mit sehr unspezifischen Symptomen, die noch nicht auf eine chronische Erkrankung hinweisen oder große Aufmerksamkeit erregen. Verstopfung, Magenbeschwerden, Schlafstörungen, leichte Kreislaufstörungen sowie unklare Unterbauchbeschwerden oder Kopfschmerzen können auftreten. Häufig fühlen sich die Betroffenen nicht ausreichend krank, um medizinische Hilfe zu suchen. Die Fibro-Schübe treten zunächst nur sporadisch auf und wechseln mit langen Phasen ohne Beschwerden. Insgesamt sind Betroffene im Vergleich zu Angehörigen ihrer Altersklasse häufiger krank, weniger belastbar und brauchen nach Belastungen oder Infektionen länger, um sich wieder zu erholen. Ein großer innerer und äußerer Konflikt entsteht häufig, wenn wir Betroffenen auf das Unverständnis unserer sozialen Umwelt treffen: Wir sind ja schließlich nicht »wirklich krank«, oder? Liegt da etwa der Schluss nahe, dass wir vielleicht »faul«, »unmotiviert« oder gar »dumm« oder vielleicht auch »psychisch krank« sind? In jedem Fall wird uns von besorgten Zeitgenossen oft nahegelegt, uns doch »nicht so gehen zu lassen«. [2]

Tja, und dann kann es schon schwierig werden. Wie gehen wir damit um? Verweigern wir uns den Ansprüchen von außen – mit allen Konsequenzen, die in dem Alter auch bedeuten können, die Schule oder die Ausbildung abzubrechen? Oder versuchen wir, diesen Ansprüchen (und übrigens auch unseren eigenen) gerecht zu werden? Ohne Achtsamkeit für uns selbst und viel, viel Ausgleich in Form von gemäßigter Bewegung und Ruhezeiten und noch vielem mehr können wir dabei schnell in eine körperliche und geistige Überforderungsspirale geraten.

Junges Erwachsenenalter

Ist das mittlere Studium mit ca. Mitte bis Ende 20 erreicht, werden die Fibromyalgie-Schübe häufiger und dauern länger an, Phasen ohne Beschwerden werden immer kürzer. Alle Symptome, vegetative, neurologische, psychische und internistische, verstärken sich, die Krankheitszustände werden zunehmend chronisch. Die körperliche und geistige Erschöpfung eskaliert und die Betroffenen suchen nun mit Nachdruck ärztliche Hilfe.

Damit beginnt die Ärzteodyssee: Wir werden bei verschiedenen Fachärzten vorstellig, tatsächliche Abhilfe für die Beschwerden erhalten wir nicht. Die schulmedizinische Diagnostik fährt ihre Geschütze auf: Magen-Darm-Spiegelungen, Blasenspiegelungen, Bauchspiegelungen und MRTs bleiben ohne Ergebnis. Manchmal werden wir sogar operiert – oft mit zweifelhafter Notwendigkeit und/oder zweifelhaftem Nutzen.

Viele von uns resignieren an dieser Stelle und versuchen, bestmöglich zurechtzukommen ohne medizinische Unterstützung. Das aber ist nicht einfach, weil wir Gefahr laufen, uns zwischen den »Fronten« Beruf, Familie und Privatleben aufzureiben. Und es wird auch nicht leichter dadurch, dass wir uns mit einem immer größeren Unverständnis unserer Umwelt konfrontiert sehen: Wir haben doch nichts, schließlich finden die Ärzte nichts. Am schlimmsten ist, dass wir uns selbst nicht mehr verstehen und vielleicht auch hart gegen uns sind, weil es uns latent aggressiv macht, dass »wir so schlecht funktionieren«. Im schlimmsten Fall ziehen wir uns sozial mehr und mehr zurück, isolieren uns und verfallen in eine Depression. [3]

Mittleres Alter

Mit ungefähr Mitte 40 oder Anfang 50 ist die Fibromyalgie voll entwickelt. Beschwerdefreie Zeiten haben wir eigentlich keine mehr, es gibt lediglich schlechte und nicht ganz so schlechte Phasen. Im Extremfall bewegen wir uns unter starken Schmerzen und schlimmer Erschöpfung in unserer Wohnung hin und her und nehmen nicht mehr am normalen familiären, sozialen und beruflichen Leben teil. Ehen, Beziehungen und Freundschaften müssen eine extreme Prüfung bestehen oder zerbrechen. Gedächtnis- und Konzentrationsstörungen, mit denen wir schon vorher punktuell zu tun hatten, werden womöglich zu einer existenziellen Bedrohung. [4]

So, jetzt habe ich mal ordentlich schwarzgemalt! Wohlgemerkt: Das kann der Verlauf eines FMS sein, wenn wir uns nicht um uns kümmern und keinerlei Therapie machen. Glücklicherweise gibt es aber inzwischen Abhilfe für unsere Beschwerden.

Warum nur immer diese Schmerzen?

Schmerz ist unangenehm, aber in der Regel nützlich. Schmerzen sind ein Warnsignal. Sie lassen uns Verletzungen spüren und aktivieren im Ernstfall Gegenmaßnahmen, wie einen abrupten Wegziehreflex beim Kontakt mit einer heißen Herdplatte, oder motivieren entlastendes Schonverhalten. Das ist wichtig, denn die geeignete Reaktion zur rechten Zeit verringert den Schmerz und schützt den Körper vor weiteren Schäden. Unser Gehirn oder unser Rückenmark reagiert auf der Basis von Schmerzort und Schmerzintensität von Fall zu Fall.

Die schnellste Reaktion auf Schmerz ist der eben erwähnte Wegziehreflex, der quasi automatisch funktioniert. Wenn eine kontrollierte, nicht reflexartige Reaktion auf den Schmerz gefragt ist, schalten sich Gehirn und Bewusstsein ein. Gemeinsam mit allen Sinnesinformationen von Auge, Ohr, Haut und Nase wird die Schmerzinformation genutzt, um ein aktuelles »Bild von der Welt« zu konstruieren, das mit Erfahrungen und Erinnerungen abgeglichen wird. Darum haben Schmerzen, die vielleicht plötzlich beim Stadtbummel auftreten, einen höheren Alarm-Effekt als solche, die beim Fußballspielen auftauchen. Wer dem Ball hinterherrennt, nimmt Verletzungen in Kauf – das ist quasi »Schmerz mit Ansage«. Außerdem senken große Begeisterung und körperliche Anstrengung unsere Schmerzsensibilität. Das ist biologisch sinnvoll, denn im engagierten Spiel haben leichte Schmerzen keinen hohen Informationswert. Beim ruhigen Bummel werden schon sehr viel geringere Schmerzsignale von uns als relevante Information wahrgenommen.

Chronischer Schmerz und Schmerzgedächtnis

Aber es gibt nicht nur den akuten Schmerz: Etwa sechs Millionen Menschen in Deutschland müssen mit andauerndem Schmerz leben. Das Schreckliche und Kuriose ist: Sie leiden meist, obwohl kein akuter Reiz (mehr) die Schmerzinformation auslöst.

Ursache für den Dauerschmerz kann z. B. ein zurückliegendes, langanhaltendes Schmerzerlebnis sein, das Spuren im Gehirn und im Rückenmark hinterlassen hat. Denn ein Informationsweg, der häufig genutzt wird (z. B. bei anhaltendem Schmerz), verändert die Synapsen: Sie wachsen, bilden mehr Rezeptoren aus und arbeiten immer effektiver, wie ein Trampelpfad, der durch ständige Benutzung immer breiter wird. Es entsteht eine Art Spur in unserem schmerzverarbeitenden System. Dieser Vorgang wird von Neurowissenschaftlern als »Langzeitpotenzierung« bezeichnet. Eine solche Spur kann bis ins Gehirn verfolgt und mit modernen bildgebenden Verfahren sichtbar gemacht werden. Es bildet sich ein »Schmerzgedächtnis« aus, die Empfindlichkeit für Schmerzen wird massiv erhöht. So können nach drei bis sechs Monaten aus akuten Schmerzen chronische Schmerzen werden. Wenn sie sich, was öfter vorkommt, von ihrer ursprünglichen Quelle lösen, wird schließlich auch ohne Reiz ein Signal an das Gehirn gesendet. So entstehen bei Betroffenen u. a. dauerhafte Schon- und Fehlhaltungen sowie vielleicht Bewegungsarmut, was die Situation weiter verschlimmern kann. Neben dem konkreten Schmerzort »von früher« werden vielleicht auch benachbarte Körperregionen übermäßig schmerzsensibel. Verstärkt wird dieser Effekt noch durch eine Veränderung der Botenstoffe in den Nervenzellen. Sie bewirkt, dass auch Berührungen ohne Schmerzrelevanz zukünftig als Schmerzinformation an das Gehirn weitergeleitet werden. Eine Art Teufelskreis ist entstanden.

Und der Fibromyalgie-Schmerz?

Als Ursache des Fibro-Schmerzes wird eine solche Störung der Schmerzwahrnehmung und Schmerzverarbeitung vermutet. Genau weiß man das aber nicht – es ist ein bisschen wie mit der Henne und dem Ei: Was als Ursache genannt wird, ist vielleicht eher die Folge der Erkrankung. Was für Betroffene dabei am wichtigsten ist: So lange, bis nichts Genaues über die Ursache bekannt ist, sind grundsätzliche und verallgemeinernde Therapieempfehlungen mit äußerster Vorsicht zu genießen! Es gibt kein Schmerzmittel, das zuverlässig bei allen Betroffenen wirkt; es gibt nur individuelle Wege zu einem besseren Leben mit weniger Schmerzen.

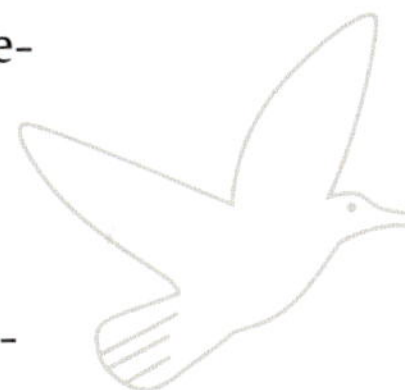

Das klingt wie eine schlechte Nachricht, denn Fibro-Schmerz kann eine sehr hohe Intensität erreichen: Brennend-stechend oder tiefliegend-dumpf macht er uns Betroffenen das Leben sauer. Er schießt plötzlich ein oder steigt langsam an, wandert dabei durch den ganzen Körper – und ist anderntags fast wieder verschwunden. An manchen Körperregionen treten Fibromyalgie-Schmerzen besonders häufig auf: Zumeist zeigen die Muskelpartien am Gesäß, an den Knien und Ellenbogen, am Schultergürtel und im Nacken, in den Kiefermuskeln, aber auch die Knorpel-Knochen-Ansatzstellen der Rippen am Brustbein bei uns eine ungewöhnlich hohe Schmerzempfindlichkeit.

Statt »stumpf« Tabletten (die bei Fibromyalgie höchsten kurzfristig, mitunter auch gar nicht wirken oder sogar die Beschwerden steigern) zu schlucken und immer weiter zu funktionieren, fordert die Fibro uns heraus, sich mit ihr und uns selbst auseinanderzusetzen, für uns zu sorgen und einen individuell gangbaren Weg zu suchen. Was hilft Ihnen? Akupunktur, Bewegung, Osteopathie, Trauma- oder Urschreitherapie? Spaß beiseite, ich möchte nur deutlich machen, dass der Schmerz aufgrund des ganz akuten Leistungsdrucks ein großer Anreiz sein kann, die individuelle Botschaft zu entschlüsseln, die die Fibro uns sendet …

Müdigkeit als unterschätztes Fibro-Symptom

Und was hat es mit unserer »Fibro-Müdigkeit« auf sich? Ist sie schon eine Krankheit für sich? Oder ein bloßes (oder typisches) Fibro-Symptom? Die Antwort ist: eigentlich beides. Müdigkeit oder »Fatigue« ist ein weiter Begriff, der zum einen eine eigenständige Erkrankung bezeichnet – die »myalgische Enzephalomyelitis« (ME), auch »Chronic-Fatigue-Syndrom« (CFS) oder chronisches Erschöpfungssyndrom genannt. Bei dieser Erkrankung ist die Dauermüdigkeit das Leitsymptom und wird begleitet durch viele Symptome, die allerdings auch denen der Fibromyalgie ähnlich sind. Dennoch lassen beide Erkrankungen sich (akademisch zumindest) voneinander abgrenzen, denn bei der Fibromyalgie ist das Hauptsymptom der Dauerschmerz, der allerdings ganz dicht gefolgt wird von der Dauermüdigkeit als wichtigster Begleiterscheinung.

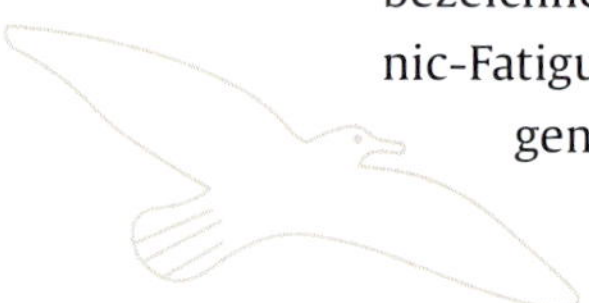

Fatigue tritt bei vielen Krankheiten auf

Fatigue ist aber auch ein Symptom und eine Begleiterscheinung diverser anderer chronischer Erkrankungen: Neben der Fibromyalgie tritt die Fatigue zum Beispiel auch bei Lupus erythematodes (einer chronisch-entzündlichen Autoimmunerkrankung des Bindegewebes, bei der Gelenke, Nieren, Haut, Schleimhäute und die Wände der Blutgefäße betroffen sein können) und bei rheumatischen Erkrankungen auf, bei Multipler Sklerose, bei AIDS und bei verschiedenen Schilddrüsenerkrankungen. Besonders häufig taucht Fatigue als Folge einer Krebserkrankung und ihrer Behandlung auf. 60 bis 90 Prozent der Betroffenen sind während der Krebstherapie von Dauermüdigkeit betroffen, und bei 20 bis 50 Prozent bleibt sie auch nach der Therapie dauerhaft bestehen.

Fatigue als Symptom wird auch öfter mit Depressionen in ihren unterschiedlichen Varianten in Verbindung gebracht oder sogar verwechselt, denn auch hier liegen langfristige Erschöpfungszustände vor. Fatigue als Erkrankung oder Dauerbegleitsymptom kann aber auch eine Depression zur Folge haben – wir sehen, wie fließend die Grenzen hier sind. Das alles ist Tüftelarbeit und erklärt zum Teil die »Ärzteodyssee«, die viele Fibro-Betroffene und anderen chronisch kranke Menschen bis zu einer Diagnose absolvieren müssen.

Oder bin ich einfach nur sehr müde?

Betroffenen fragen sich häufig: Leide ich überhaupt unter Fatigue – oder bin ich einfach nur müde? Fatigue lässt sich als ein allumfassender körperlicher, geistiger und seelischer Erschöpfungszustand beschreiben, der als enorm belastend empfunden wird. In Abgrenzung von der gewöhnlichen Müdigkeit gibt es erhebliche Unterschiede: Ruhe und Schlaf lassen die Fatigue nämlich nicht verschwinden, sondern manchmal verschlimmert Schlaf die Fatigue sogar. Auch nach vermeintlich langem Schlaf fühlt man sich nicht erholt: »Ich fühle mich schon müde, wenn ich aufwache« und »Ich fühle mich eigentlich nie ausgeruht«, so lauten häufige Aussagen von Betroffenen, die darauf hindeuten, dass der Organismus auch nach ausreichend Schlaf nicht vollkommen regeneriert ist.

Die Müdigkeit bei der Fatigue tritt auch unabhängig von körperlicher Belastung auf, aber nach einer Anstrengung verschlechtert sich das körperliche und seelische Unwohlsein noch einmal unverhältnismäßig stark. Sowohl körperlicher als auch geistiger und emotionaler Stress (positiver wie negativer) sowie Reize von außen, wie Wetter oder Lärm bzw. andere Sinnesreize, verschlechtern das Befinden bei Fatigue deutlich. Bei normaler Müdigkeit dagegen steht die körperliche Erschöpfung deutlich im Vordergrund und steigt nachvollziehbar im Verhältnis zur Belastung an; Außenreize etwa spielen dabei eine untergeordnete Rolle. Der Schlaf kommt meist schnell und die Tiefschlafphasen verlaufen störungsfrei und normal. Anders bei der Fatigue, bei der Einschlaf- und Durchschlafstörungen zum Alltag gehören. Daraus können sich Probleme mit dem Kurzzeitgedächtnis sowie Konzentrations- und Aufmerksamkeitsstörungen ergeben.

Es gibt eine international gültige Definition der Fatigue, nach der sie sich als krankhafter Zustand beschreiben lässt, wenn folgende Symptome im Vormonat täglich oder fast täglich in zwei aufeinanderfolgenden Wochen aufgetreten sind und weiterhin auftreten: Erschöpfung, Energiemangel und ein gesteigertes Bedürfnis nach Erholung nach relativ geringer Belastung.

Zusätzlich treten bei echter Fatigue mindestens fünf oder mehr der speziellen folgenden Symptome auf:

- Leiden unter allgemeiner Schwäche
- Schweregefühl in den Gliedern
- Nachlassen der Konzentration oder Aufmerksamkeit
- Motivationsverlust und fehlendes Interesse an der Ausführung normaler Aktivitäten
- Schlafstörungen oder erhöhtes Schlafbedürfnis
- Erschöpfung und Müdigkeit auch nach dem Schlafen
- große Mühe bei der Überwindung der Untätigkeit

- Stimmungsschwankungen in Form von Trauer oder Reizbarkeit
- Probleme mit dem Kurzzeitgedächtnis
- stundenlang anhaltende, starke Erschöpfung nach schweren Tätigkeiten [5]

Fatigue gibt es in verschiedenen Abstufungen. Es gibt Fatigue, die merklich einschränkt, Fatigue, die zum Teil oder ganz arbeitsunfähig macht, und Fatigue, bei der die Betroffenen nicht einmal mehr das Bett verlassen können und auf Pflege angewiesen sind. Letzteres ist etwa bei Betroffenen mit schwerer ME/CFS der Fall. Die Lebensqualität ist in jedem Fall erheblich eingeschränkt. Fatigue wirkt sich auf alle Lebensbereiche aus und beeinträchtigt Körper und Geist gleichermaßen.

Und die typische Fibro-Fatigue?

Fatigue ist, obwohl sie so häufig auftritt, bei Fibromyalgie ein unterschätztes Symptom – sowohl was die Schwierigkeit der Behandlung als auch die Anerkennung als echtes Symptom angeht. Dabei macht die Fatigue den Betroffenen viele Probleme – wie oben schon teilweise beschrieben. Auch mir macht oft die Dauermüdigkeit mehr zu schaffen als der Dauerschmerz. Bei den Schmerzen hilft mir kontinuierliche Bewegung, die den Schmerz auf ein erträgliches, auszuhaltendes Maß reduziert. Ich kann also mit dem Schmerz aktiv umgehen. Der Müdigkeit aber fühle ich mich hilflos ausgeliefert. Hinzu kommt, dass diese Müdigkeit in keinem Zusammenhang mit meinem (oder einem) Tagesablauf steht. »Normal« wäre: Nach dem Dauerlauf – ich bin müde. Oder: Ich habe das Haus geputzt – und bin fix und fertig. Bei der Fibro-Fatigue reicht aber oft schon eine Kleinigkeit und manchmal einfach nur nichts als Anlass dafür, todmüde auf die Couch sinken zu wollen.

Um den Zusammenhängen auf die Spur zu kommen, habe ich über mehrere Monate ein »Müdigkeits-Tagebuch« geführt. Aber auch dadurch konnte ich keinen Zusammenhang zwischen Tätigkeit, Belastung, Tagesablauf und Müdigkeit feststellen. Wie eine große schwere Decke, die mir von einer Minute auf die andere übergeworfen wird, streckt die Fatigue mich regelmäßig nieder. Gönne ich mir eine Ruhepause, hilft das nur minimal. Was ich allerdings feststelle: Eine kurze Auszeit hilft mir meist besser als eine lange Ruhephase. Der Müdigkeit, die ich schon direkt nach dem Aufstehen spüre, trete ich mit einem frühen Spaziergang entgegen (der dann auch gegen Morgensteifigkeit und Schmerzen wirkt). Ohne meinen Hund Wanja, der nach einer langen Nacht direkt am Morgen rausmuss, würde ich diesen Spaziergang nicht machen – es lebe also das »Auf-den-Hund-Kommen«! Nach dem Spaziergang fühle ich mich frischer und der Kopf ist frei.

Überkommt mich die Müdigkeit am Tag, hilft frische Luft ebenfalls eher als die kuschelige Couch. Also: Solange ich in Bewegung bleibe, geht es. Aber sobald ich meine private, berufliche und gesundheitsbedingte To-do-Liste abgehakt habe, habe ich der Fatigue nichts mehr entgegenzusetzen. Abendtermine fallen mir deshalb äußerst schwer, dennoch baue ich sie mir – sehr begrenzt – in meinen Kalender ein. Ich handle da pragmatisch nach der Faustregel, dass der Anstrengung entsprechend viel Spaß an der Sache gegenüberstehen muss, sonst würde ich es oft nicht schaffen, mich zu motivieren. Denn nach zwei Stunden Chorprobe fühle ich mich wie nach einer 20-stündigen Wanderung, dabei tut Singen mir im tiefsten Inneren eigentlich sehr gut. Aber wenn meine Sangeskollegen danach noch zu einem kleinen Plausch zusammenstehen und vielleicht noch etwas zusammen unternehmen, bin ich so erschöpft, dass ich froh bin, nur zehn Minuten bis nach Hause zu brauchen …

Macht Fibromyalgie hochsensibel?

Da ist das nächste Stichwort: Reizempfindlichkeit. Ein typisches Symptom der Fibromyalgie. Neben den Schmerzen und der Müdigkeit macht mir oft zu schaffen, dass ich so empfindlich für Außenreize bin und mich so schnell reizüberflutet fühle. Das trifft auf fast alle Sinnesbereiche zu: Laute unangenehme Geräusche, hohe Stimmen, Stimmen überhaupt und besonders die Stimmenvielfalt in größeren Gruppen, grelles Sonnenlicht, Stimmungen bei den Mitmenschen und Gerüche – all das nehme ich stärker und als unangenehmer wahr als andere Menschen. Auch Berührungen, und sei es nur ein Streicheln, empfinde ich unter Umständen als schmerzhaft und scheuernde Kleidung führt bei mir zu echten Hautreizungen.

Diese Übersensibilität wird oft nicht mit der Fibromyalgie in Zusammenhang gebracht, aber die Reizschwelle ist tatsächlich bei Betroffenen besonders niedrig. Um es gleich vorwegzunehmen: Der »gute« Tipp von Nichtbetroffenen, »Reiß dich zusammen!«, der Rat, uns »abzuhärten«, ist nicht wirklich sinnvoll und bringt uns wenig. Besser für uns ist: achtsam mit uns selbst zu sein und übermäßige Reize zu vermeiden. Wobei das nicht immer möglich ist, weil (wie beim Schmerz) die Reizreaktionen oft ohne Vorwarnung überfallartig auftreten.

Wie schon erwähnt, singe ich in einem Chor. Bei einer der Proben unseres Gospelchores – die in der Kantine einer Ganztagsschule stattfinden – ging es eines Abends einmal sehr laut zu. Bei einem sehr rhythmischen und kraftvollen Lied stieß meine Nachbarin einen temperamentvollen Jubelschrei aus. Schlagartig wurde mir schwindelig, übel und schummerig. Dazu kamen die Essensgerüche vom Mittagessen, die sich hartnäckig im Raum hielten. Ein Reizcocktail, der mich ganz plötzlich überforderte, sodass ich die Probe vorzeitig verlassen musste. In der Folge schlief ich die ganze Nacht unruhig und sehr schlecht. Selbst am nächsten Tag hallte die Lautstärke noch in mir nach. Von da an trug ich auch während der Chorproben meine Ohrstopfen. Bei Veranstaltungen wie Kino, Musical, Theater, in größeren Menschenmengen oder beim Aufenthalt mit mehreren lauten Menschen in kleinen geschlossenen Räumen, wie etwa in einem Auto, kann ich ohne diesen Schutz nicht mehr sein.

Anders als die anderen Kinder

Bei einer solchen Reizüberflutung wird eben alles zu viel. Kaum ein Fibromyalgie-Betroffener ist davon verschont. Bei mir war das von klein auf so. Menschenmengen (auch kleinere), Situationen, in denen es laut, bunt und vielfältig zuging, konnte ich nur eine kurze Zeit ertragen. In der Schule war ich deshalb oft außen vor. Wie sollen Kinder das auch verstehen? Den meisten kann es nicht laut und bunt genug sein. Wenn sich da jemand zurückzieht, ist das mehr als ungewöhnlich. Kindergeburtstage waren mir immer suspekt und ich war schon total gestresst, wenn ich nur daran dachte. Gerne hätte ich mich in eine stille Ecke zurückgezogen und lieber beobachtet. Schnell merkte ich jedoch, dass mich das bei den anderen Kindern zum Außenseiter machte und bei den Eltern Fragen aufwarf.

Später, während meiner Jugend, wurde es noch schlimmer. Wandertage, Schulfeste, Partys, Schulausflüge, alles was außergewöhnlich und schwer einzuschätzen war und wo ich mich nicht zurückziehen konnte, verursachte mir körperlichen Schmerz, den keiner einzuordnen wusste. In dieser Zeit war es meine Lieblingsbeschäftigung, nach der Schule an einen Baum gelehnt, weit weg von allem Trubel, ein Buch zu lesen oder einfach nur meinen Gedanken nachzuhängen. »Ich bin nicht normal«, war mein steter Gedanke, und so drückte es auch einmal eine Klassenkameradin aus: »Du bist nicht wie wir.« Schmerzhaft und tief in die Seele gebrannt haben sich diese Worte und Erfahrungen.

Später, als ich mich intensiver mit dem Thema Psychologie befasste, war ich überzeugt, introvertiert zu sein. Dagegen sprach allerdings, dass ich keine Scheu davor hatte, auf Menschen zuzugehen oder auch vor einer größeren Gruppe zu sprechen. Ich musste nur eine Rückzugsmöglichkeit haben, eine Höhle, wo ich meine Akkus aufladen und meine Sinne wieder »entreizen« konnte. Viele Fibro-Betroffene wirken vielleicht introvertiert – sind es in ihrem tiefsten Inneren aber sehr selten. Diese »Pseudo-Introversion« machte mir lange Jahre zu schaffen. Zunächst freundete ich mich damit an, aber je mehr ich mich damit beschäftigte, umso klarer wurde mir, dass es »nur« eine Introversion aufgrund der äußeren Reizüberflutung war und keine charakterlich angelegte Introversion. Diese Erkenntnis ließ mich entspannter damit umgehen. Nun wusste ich, dass ich Gesellschaft, selbst Partys und größere Veranstaltungen, mochte, aber nur bis zu einem gewissen Reizgrad.

Heute weiß ich ganz genau, wann ich mich ausklinken muss, wann es Zeit wird, mich zurückzuziehen. Das kann manchmal von einer Sekunde auf die andere sein. Eben noch war alles gut und dann stürzen die Geräusche, die Gerüche, das Licht, die verschiedenen Reize wie ein Lavastrom über mich herein und ich flüchte. Hier ist der Knackpunkt: Wir müssen lernen, für uns die richtigen Grenzen zu setzen und auf unser Bedürfnis nach Ruhe zu hören.

Was sind weitere Symptome bei Fibro?

Ich greife hier noch mal ordentlich in die Schwarzmalkiste: Bis zu 120 Symptome (neben dem Dauerschmerz und der Müdigkeit) kann das gesamte Symptombild der Fibromyalgie umfassen. Dazu gehören u. a.: Unkonzentriertheit, Kopfschmerzen, Reizdarm, Reizblase, Morgensteifigkeit, Schlafstörungen, unklare Herzschmerzen, Beschwerden der Augen (z. B. Augentrockenheit oder wechselnde Sehstärke), Nervenschmerzen in den Fingerspitzen, Brennen der Fußsohlen, Nahrungsmittelunverträglichkeiten, Atemwegsprobleme, Reizhusten, ständiger Harn- oder Stuhldrang, Antriebsschwäche, starkes Kribbeln in Armen und Beinen, Koordinationsstörungen, Sehstörungen, vermehrtes Schwitzen, verminderte sexuelle Lust und unregelmäßige Herzfrequenz.

Habe ich Fibro-Fog – oder werde ich etwa dement?

Diese individuelle Symptomvielfalt macht die Fibro zu einer so schwer nachweisbaren, komplexen Erkrankung. Unerklärliche Augenschmerzen (denn auch im Auge gibt es Muskeln und Sehnen) und immer wieder auftretende Herzschmerzen lassen nun mal nicht direkt an Fibromyalgie denken und führen häufig zu Verwirrung bei der Diagnose. Hier noch ein ganz wichtiges Symptom, und ein ungewöhnliches dazu: Wer denkt bei Wortfindungsstörungen schon an Fibromyalgie? Aber auch der Nebel im Kopf, den so viele von uns Betroffenen spüren und überhaupt nicht zuordnen können, ist ein ganz typisches Symptom bei Fibro. Wortfindungsstörungen, Konzentrationsschwäche und das Gefühl, zunehmend vergesslicher zu werden, sind die Hauptsymptome dieses sogenannten »Fibro-Fogs«. Eine echte Erklärung gibt es dafür nicht. Eine Überforderung des Gehirns durch Dauerschmerz und eine Überbelastung durch äußerliche Reizüberflutung muss dann pro forma herhalten. Sicher ist aber, dass der Fibro-Fog durch Stress und Schlafmangel bzw. den nicht erholsamen Schlaf verstärkt wird. Fibro-Fog tritt etwa auf beim Bedienen von elektrischen Geräten (wie Spülmaschine oder Fernbedienung), das zeitweise durch eine Art Denkblockade erschwert wird oder sogar unmöglich ist. Oft ist auch unser Namensgedächtnis gestört – Straßennamen, Ortsnamen oder Namen bekannter Menschen entfallen uns. Oder wir erkennen Menschen zwar noch, wissen aber nicht, woher wir sie kennen. Auch Orientierungsstörungen können auftreten, oder wir verpassen Termine.

Auch fällt es uns zunehmend schwerer, uns zu strukturieren, zu ordnen oder Dinge zu systematisieren. Das klingt vielleicht alles recht amüsant, aber es kann in solchen Situationen durchaus zu Angst- und

Panikzuständen kommen. »Ich habe das Gefühl, ich werde dement« – diesen Satz höre ich ganz oft von Fibro-Betroffenen in meiner Praxis. Und das macht große Angst, denn neben den starken körperlichen Beeinträchtigungen haben wir nun auch gegen immense kognitive Beeinträchtigungen zu kämpfen. [6]

Und sonst noch …

Wen wundert es bei dieser unangenehmen und bedrohlichen Vielfalt, wenn wir in eine begleitende Depression verfallen? Und genau wie der Schmerz oft ohne Vorwarnung auftritt, kommen die depressiven Phasen, die bei fast allen Fibro-Betroffenen in unterschiedlicher Stärke auftreten, anfallartig. Gerade waren wir noch voller Hoffnung, dann kommt die dunkle Wand ungebremst auf uns zu und droht uns zu erdrücken. In solchen Stunden fällt es mir immer sehr schwer, mich aufzuraffen. Gott sei Dank ist Wanja, mein Hund, das beste Antidepressivum, das es für mich gibt – und das ganz ohne Nebenwirkungen. Allein die Tatsache, dass er mindestens drei Mal am Tag rausmuss, ist schon ein gutes Gegenmittel bei düsteren Gedanken und tiefer Traurigkeit. Er springt in solchen Zeiten immer wie ein langhaariger Flummi um mich herum und zieht eine echte Show ab, die mich in den meisten Fällen wieder etwas fröhlicher stimmt. Und ganz bewusst suche ich in solchen Phasen immer nach Lichtblicken – seien sie auch noch so klein und unscheinbar.

Was der Jakobsweg damit zu tun hat

Solchen Lichtblicken bin ich auf dem Camino ganz oft begegnet. Mal in Form eines ungewöhnlichen Baumes im Wald oder eines faszinierenden Ausblickes am Ende eines steilen Weges, mal in Form einer unverhofften Begegnung mit einem ungewöhnlichen Menschen. So lief ich einmal eine sehr einsame Strecke durch ziemlich unwegsames Gelände. Es wollte nicht wirklich hell werden. Beim Zurückblicken sah ich immer wieder weit hinter mir eine Person. Dem Gang nach war es ein junger Mensch, der eine dunkle Kapuze über den Kopf gezogen hatte. Mit der Zeit wurde mir ein bisschen unbehaglich. Da ich wie immer sehr langsam unterwegs war (mein Spitzname auf dem Camino war nicht umsonst »Purple Turtle« – ich war meist in meine Lieblingsfarbe Lila gekleidet und lief manchmal nur zwei Kilometer pro Stunde), verringerte sich der Abstand zwischen dem jungen Mann – das hatte ich inzwischen erkannt – und mir immer mehr. Und immer noch weit und breit kein anderer Pilger, ich sah nur Grau in Grau und wabernden Nebel. Als mein »Verfolger« schließlich auf meiner Höhe war und mein Herz nun doch vor Angst heftig pochte, reichte er mir ein Stück Schokolade mit den Worten: »Sie sehen so erschöpft aus.« Noch bevor ich mich bedanken konnte, lief er schnellen Schrittes weiter. Alleine die Tatsache, dass er mich siezte, was auf dem Jakobsweg sehr ungewöhnlich ist, zeigte mir, dass er (entgegen seinem Aussehen) ein sehr höflicher Mensch war. Selten hat mir ein Stück Schokolade so gutgetan, und ich lief die restlichen Kilometer bis zu meiner Unterkunft ganz beschwingt.

Lichtblicke sind besonders deshalb wichtig, weil nach derzeitigem medizinischem Stand Fibromyalgie unheilbar ist. Was wir allerdings sicher wissen: Fibromyalgie ist keine tödliche Erkrankung und hinterlässt auch keine bleibenden Veränderungen im Körper. Aber was sehr wohl bleibende Schäden hinterlassen kann, sind zum Beispiel falsche Schonung und Bewegungslosigkeit, die oft in ihrem Fahrwasser mitkommen. Denn die führen zu Muskelabbau, Sehnenverkürzungen und dauerhaften Degenerationen, die wiederum schmerzhaft und bleibend sein können.

Darum sollten wir uns der Tatsache stellen, dass der Schmerz zu unserem Leben gehört; er geht nicht mehr weg, er verändert sich lediglich in der Stärke und der Schmerzort wechselt. Und so komplex und individuell diese Erkrankung ist, so vielfältig sind auch die Therapieansätze. Eigentlich ist das ein Lichtblick!

Ich habe gelernt: Beim FMS gibt es nie nur die eine Therapie, die hilft, und vor allem: Nicht alles hilft allen. Es kommt auf die richtige, ganz individuelle Zusammensetzung an, die jeder für sich selbst finden muss. Ziel ist: Als Fibro-Betroffene/-r einen individuellen Weg zu finden, um mit einem eigens für uns selbst erarbeitetem Therapiekonzept »alltagstauglich« zu bleiben und das Leben wieder als gut und lebenswert zu empfinden.

2 Diagnose und Ursachen

Wenn ich gefragt werde: »Wann fing denn die Fibro bei dir an?«, kann ich nur sagen, dass sie nicht anfing, sondern schon immer da war. Nicht unter diesem Namen mit der präzisen Diagnose, sondern als ein schmerzhafter Teil meines Lebens – und das, solange ich denken kann.

Schon als Kind war ich wegen meiner »komischen Rückenschmerzen«, die sich immer wieder auch auf andere Körperstellen auswirkten, immer mal wieder beim Arzt. »In dem Alter hat man noch keine Rückenschmerzen«, hörte ich dann. Der Arzt verschrieb mir Krankengymnastik, weil er einen Beckenschiefstand erkannt zu haben meinte. Weil ich auch über Brennen und Stechen in den Füßen klagte, verschrieb er mir noch Einlagen. Wenn ich übersensibel auf Licht, Geräusche, Gerüche, Berührungen reagierte, dann galt ich als »Mimöschen« oder wurde »Prinzessin auf der Erbse« genannt. Schon in der Schule war ich deshalb eine Außenseiterin und im Freundeskreis eine Art Sonderling.

Als Teenager litt ich besonders unter dieser Ausgrenzung. Von meinen Mitschülern wurde mir deutlich gezeigt, dass ich nicht so war wie sie. Im Schulalltag war es noch erträglich, aber Schulausflüge, Wandertage und Landschulheimaufenthalte waren der Horror für mich. Wenn sich meine Mitschüler bis in die frühen Morgenstunden auf Zimmerpartys amüsierten, lag ich schon früh, erschöpft und mit Kopfschmerzen von den neuen Eindrücken und Reizen im Bett. Das war natürlich uncool und spießig!

Für mich wurde das alles aber irgendwann normal und alltäglich. Mit den Jahren fragte ich mich immer weniger, warum ich anders als die anderen war. Stattdessen versuchte ich, mich damit zu arrangieren, und nahm es an, sodass ich immer mehr zum introvertierten Einzelgänger wurde. »Es können nicht alle extrovertiert und unterhaltsam sein«, so mein Resümee.

Keine Symptome, sondern Charaktereigenschaften?

Nach der Geburt der Kinder, ich war eine junge Frau Mitte zwanzig, kamen heftige Panik- und Angstattacken zu meiner »bekannten« Symptomatik dazu. Folgerichtig machte ich eine mehrmonatige tiefenpsychologische Psychotherapie. Ausgelöst wurden die Attacken unter anderem durch heftige Schmerzen im Brustbereich, die ich später noch schildern werde. Wie diese Schmerzen mit meinen anderen Problemen zusammenhingen, konnte ich mir natürlich erst später erklären. Zu diesem Zeitpunkt war für alle, für die Ärzte, die Familie, die Psychotherapeuten (und auch für mich) klar, dass dieses spezielle Symptom mit der Geburt der Kinder und der damit verbundenen hormonellen und familiären Umstellung zu tun hatte.

Da von Beginn an keine anderen schwerwiegenden Erkrankungen dazukamen, habe ich nie die typische »Ärzteodyssee« absolviert, die die meisten Fibromyalgie-Patienten aushalten müssen. Ich war halt nur von Kindesbeinen an schon immer mal wieder mit unklaren Symptomen bei Ärzten gewesen und es gab im Laufe der Jahre Darmspiegelungen wegen Reizdarm, viele, viele Blutuntersuchungen beim

Hausarzt, weil ich immer wieder über Erschöpfung klagte, Termine beim Radiologen, eine Mutter-Kind-Kur, später eine orthopädische Reha, Untersuchungen der Schilddrüse usw. – aber alle Untersuchungen blieben ohne ein eindeutiges oder befriedigendes Resultat. Als »Odyssee« auf der Suche nach etwas Bestimmten oder nach »der Diagnose« habe ich das aber nie wahrgenommen, denn die Schmerzen waren irgendwann alltagstauglich und ganz normal für mich; alle anderen Symptome waren für mich eher »Charaktereigenschaften« denn Krankheit. So war die Fibromyalgie schon früh, wenn auch ohne Namen und ohne Gesicht, ein grundlegender Teil von mir.

Der einfühlsame Rheumatologe

Dann kam das Jahr 2013 und damit ein geschwollenes und schmerzhaftes Knie, das ich nicht ignorieren oder auf meinen Charakter schieben konnte. Ich konsultierte einen Rheumatologen und von ihm wurde die Fibromyalgie dann (eher zufällig) diagnostiziert. Das geschwollene Knie war eindeutig die Folge einer bakteriellen Gelenkentzündung. Da er aber ein sehr gründlicher Arzt mit Blick auf den ganzen Menschen war (und ist), stieß er bei seiner sehr gründlichen und aufwändigen Anamnese auf Symptome und Krankheitsbilder, die ich eben bisher als »normal« empfunden hatte und für einen eher nicht krankhaften Teil meines bisherigen Lebens hielt.

Im Verlauf der nächsten zwei Stunden, die von vielen Fragen und weiteren Untersuchungen gekennzeichnet waren, war ich immer mehr zu Tränen gerührt. Er sprach, als würde er in einem offenen Buch lesen und mein Leben kennen, obwohl es mein erster Termin bei ihm war. Dabei schilderte er mir lediglich einen Teil der Symptomatik der Fibromyalgie. Ich konnte es kaum glauben, dass es jemanden gab, der mir so sachlich, kompetent und dennoch empathisch meine bis dato unerklärlichen Symptome, Schmerzen und Befindlichkeiten nennen konnte. Da ich sehr eindeutige Symptome der Fibromyalgie aufwies, ohne dass diese durch flankierende Erkrankungen verwischt wurden, war ich sozusagen eine »Vorzeige«-Fibromyalgie-Patientin – wie aus dem Lehrbuch.

Nach diesem Termin habe ich erkannt, dass er recht hatte, und begonnen, mich intensiv mit dem für mich neuen Krankheitsbild auseinanderzusetzen. Ich habe recherchiert, mich informiert, eigene Erfahrungen gesammelt, Betroffene interviewt und deren Erfahrungen erfragt, mich mit Ärzten und Heilpraktikern ausgetauscht, Ernährungsberater und Entspannungstherapeuten konsultiert, Sportmediziner und Physiotherapeuten um Rat gefragt, mich Selbsthilfegruppen angeschlossen und bin Mitglied in der »Deutsche Fibromyalgie Vereinigung e. V.« [7] und der »Rheuma-Liga« [8] geworden. Dazu habe ich jede Menge Fachliteratur gewälzt. Und in meinem eigenen Beruf als Heilpraktikerin für Psychotherapie wurde die Fibromyalgie zunehmend zum Schwerpunkt meiner Praxis. Bei Betroffenen und Angehörigen besteht ein enormer Informationsbedarf und immer wieder erlebe ich, dass Erkrankte nach einer Entlassung aus einer Schmerzklinik, aus einer Reha oder einer Akutbehandlung allein dastehen und nicht wirklich wissen, wie es im Alltag weitergehen soll. Die psychotherapeutische Begleitung für diese Betroffenen ist deshalb zu meinem Hauptanliegen und zum Schwerpunkt geworden.

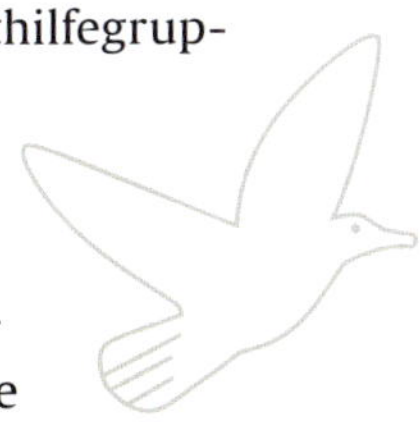

Warum ist die Diagnose eigentlich so schwierig?

Fibromyalgie kann weder im Blut noch durch bildgebende Untersuchungstechniken nachgewiesen werden – somit ist eine Diagnose immer eine Ausschlussdiagnose. Das klingt so leichtfüßig, bedeutet aber, dass alle anderen Erkrankungen, die ähnliche Symptome verursachen, also etwa die Eisenspeicherkrankheit (Hämochromatose), Rheuma, Multiple Sklerose, Arthrose u. ä. durch entsprechende Fachärzte ausgeschlossen werden müssen. Obendrein leiden Fibromyalgie-Patienten häufig auch noch unter weiteren Erkrankungen (etwa Arthrose), was eine schnelle und eindeutige Diagnose erschwert (Klienten berichten mir in meiner Praxis allerdings immer wieder, dass sie ganz genau unterscheiden können, welcher Schmerz von der Fibro herrührt und welcher zum Beispiel der Arthrose zuzuordnen ist …).

Schon allein dadurch erklärt sich ein Teil jener »Ärzteodyssee«, die so viele Fibromyalgie-Patienten durchmachen. Dabei gibt es weiterhin noch einen erschwerenden Tatbestand, nämlich, dass den allermeisten Patienten (und leider auch noch viele Ärzten) ja im Prozess dieser Ausschlussdiagnose gar nicht bewusst ist, wonach sie eigentlich suchen. Wie kompliziert es sein kann, die Diagnose zu stellen, zeigt auch die Geschichte einer meiner Klientinnen. Friedas Geschichte (Seite 37) macht deutlich, wie wichtig es ist, sich nicht leichtfertig auf die Vermutung »Fibromyalgie« einzulassen. Es wäre unverantwortlich und unprofessionell, aufgrund einer einzigen Untersuchung Fibromyalgie erkennen zu wollen und damit andere, unter Umständen lebensbedrohliche Krankheiten außer Acht zu lassen.

So erhielt ich einmal am Wochenende den panischen Anruf meiner Friseurin, die mir aufgeregt erzählte, dass ihre Mutter Schmerzen am ganzen Körper habe und es ihr gar nicht gut gehe. Sie fragte mich, ob ich zu ihr fahren könne, sie habe ganz sicher Fibromyalgie. Ich beruhigte sie erst einmal und versuchte zu erklären, dass ich keine Akutbehandlung bei Fibromyalgie durchführe. Nachdem ich noch ein paar klärende Fragen gestellt hatte, empfahl ich ihr, den Hausarzt oder den notärztlichen Dienst zu kontaktieren. Später stellte sich heraus, dass die Mutter unter einem akuten Gichtanfall litt.

Es ist nicht immer das, wonach es aussieht

Frieda war 75, als sie von ihrem Mann für ein Erstgespräch bei mir angemeldet wurde. Sie war eine korpulente, sehr viel jünger aussehende Frau, die sehr viel redete und über Dauerschmerzen im ganzen Körper und immer wieder auftretende Schwächeanfälle klagte. Es komme immer öfter vor, dass ihr die Beine versagten, und häufig fielen ihr Gegenstände einfach aus der Hand. Sie hatte bisher einen Orthopäden und ihren Hausarzt konsultiert. Von beiden wurde sie beruhigt und beide Ärzte empfahlen ihr, sich nicht zu viele Gedanken zu machen und sich für einen Entspannungskurs anzumelden. Sie nahm Statine wegen ihrer erhöhten Cholesterinwerte, wegen der Schmerzen schlief sie schlecht und stand immer wieder auf.

Die Diagnose Fibromyalgie hatte noch niemand gestellt. Ihr Mann hatte etwas darüber in einer Apothekerzeitung gelesen und vermutete nun, dass sie darunter litt. Sie selbst hatte davon noch nie etwas gehört und war ganz unsicher, verwirrt und ängstlich.

Da sie weder beim Rheumatologen noch bei einem Kardiologen oder Neurologen gewesen war, riet ich ihr, weitere Fachärzte zu konsultieren, da sich hinter diesen Symptomen viele andere Erkrankungen verbergen konnten. Wir verblieben so, dass sie sich melden würde, sobald ihr die Resultate der Untersuchungen vorlägen.

Zwei Monate später traf ich ihren Mann, der mir erzählte, dass seine Frau einen Zusammenbruch mit Lähmungserscheinungen erlitten hatte. Sie war mehrere Wochen im Krankenhaus gewesen. Es war keine Fibromyalgie, sondern eine nekrotisierende Myositis diagnostiziert worden, die durch eine Autoimmunerkrankung verursacht war. Dabei handelt es sich um eine entzündliche Erkrankung der Skelettmuskulatur. Sie tritt u.a. im Rahmen von bösartigen Tumorerkrankungen auf oder wird auch durch myotoxische Medikamente ausgelöst.

Fibromyalgie hat nicht nur eine Ursache

Die Ursachen einer Fibromyalgie sind schulmedizinisch nicht hinreichend geklärt – zu komplex und individuell ist diese Erkrankung und zu individuell sind auch die Ursachen und Auslöser. Häufige Auslöser sind: stressbedingte Lebensveränderungen, wie der schmerzhafte Verlust von Familienmitglieder und Freunden, Infektionserkrankungen, andere schwere Erkrankungen wie Krebs oder Schlaganfälle, Hormonumstellungen wie Wechseljahre, Schwangerschaft und Pubertät (wobei die meisten Betroffenen in der Schwangerschaft keine oder sehr wenige Beschwerden haben). Aber auch freudige Ereignisse wie eine Hochzeit, eine neue Arbeitsstelle oder ein Umzug können die Fibro initial auslösen oder sie begünstigen. Der Körper macht keinen Unterschied zwischen positivem oder negativem Stress.

In jungen Jahren zeigt sich die Fibromyalgie oft anders als in reiferen Jahren. Verschiedene Symptome können dann stärker oder schwächer auftreten – dazu gibt es später noch ein separates Kapitel (Seite 151), aber hier schon einmal dazu die Geschichte einer meiner Klientinnen …

Fibromyalgie hat auch eine »Karriere« …

Diese Klientin hatte als junge Frau kaum Schmerzen, reagierte aber hochsensibel auf äußere Reize, wie intensives Sonnenlicht, laute Geräusche oder Wärme und Kälte. Beschwerden, die sie mit einem empfindlichen Magen und Darm hatte, ließen sie von einem Arzt zum anderen laufen – ohne eine eindeutige Diagnose. Irgendwann kamen undefinierbare Schmerzen und Befindlichkeitsstörungen in größeren Menschenmengen und bei längeren Fußmärschen in der Stadt auf unnachgiebigen Untergrund (Asphalt) dazu. Mit zunehmendem

Alter und nach einer sehr schmerzvollen Scheidung brach die Fibro dann in ganzem Umfang aus.

Als ausgebildete Familien- und Systemaufstellerin interessieren mich in solchen Fällen zunächst einmal die systemischen und psychobiographischen Hintergründe und Zusammenhänge. Immer wieder stoße ich dabei nämlich auf schwere seelische und körperliche Verletzungen in der Herkunftsfamilie von Fibro-Erkrankten. Das kann bis zu traumatischen Erlebnissen in den beiden letzten Weltkriegen zurückreichen. Die Nachkommen übernehmen einen Schmerz, der gar nicht ihrer ist und der sich in einer chronischen Schmerzerkrankung wie der Fibromyalgie manifestieren kann. Aber auch nicht gelebte Trauer beim Verlust geliebter Menschen, Fehlgeburten, schwere Unfälle und Erkrankungen, schwierige schmerzhafte Familienverhältnisse, plötzliche Arbeitsplatzverluste, vermisste Söhne und Ehemänner in den beiden Weltkriegen oder körperlichen und seelischen Missbrauch finde ich immer wieder im Zusammenhang mit der Fibromyalgie bei meinen Klienten.

… und die Ursachen sind oft »systemisch«

Dabei spielt es keine Rolle, ob es der eigene erlebte Schmerz oder der eines Familienmitgliedes ist. So kann z.B. der nicht verarbeitete Schmerz der Großmutter, die ihren Ehemann im Krieg verloren hat, oder der frühe Tod eines Geschwisterkindes von nachfolgenden Generationen übernommen werden. Das kann sich in chronischen Schmerzerkrankungen wie der Fibromyalgie manifestieren und zu den typischen Verspannungen und Wanderschmerzen führen. Ist der übernommen oder erlebte Schmerz erst einmal erkannt, geht glücklicherweise oft eine Entkrampfung damit einher. Endlich wird der Schmerz gesehen (und damit gewürdigt) und Erleichterung tritt ein.

In meiner Praxis spielen in bis zu 80 Prozent der Fälle systemische Zusammenhänge eine ausschlaggebende Rolle. Als Familien-

oder Systemaufstellung bezeichnet man ein Verfahren, bei dem Personen oder Gegenstände stellvertretend für Mitglieder eines Systems wie zum Beispiel einer Familie oder eines anderen Systems (Arbeitskonstellation), eines Klienten konstellativ angeordnet (gestellt) werden, um aus einer dazu in Beziehung gesetzten Wahrnehmungsposition gewisse Muster innerhalb jenes Systems erkennen zu können. Eine Aufstellung gibt einen guten und meistens schnellen Überblick über die Beziehungen, Spannungen und Probleme. Auch wenn durch eine Aufstellung die Fibromyalgie nicht geheilt werden kann, so kann zumindest eine Druckentlastung durch den Erkenntnisprozess die Folge sein. So war eine andere Klientin sich etwa sicher, an der Fehlgeburt ihrer kleinen Schwester, die zu früh geboren wurde und starb, eine Mitschuld zu haben. In weniger als fünf Sitzungen erkannte sie, dass dieser Vorwurf jeder Grundlage entbehrte. Da körperlicher und seelischer Druck bei der Fibromaylgie eine wesentliche Rolle spielen, kann mit psychotherapeutischer Begleitung ein Großteil des oft selbst initiierten/»verschuldeten« Drucks abgebaut werden.

Los geht's

Sie wissen bereits, dass ich mit »meiner« Fibromyalgie schon eine ganze Zeit »unterwegs bin«, und das meine ich ganz wörtlich. In Bewegung zu bleiben ist nämlich eines meiner Rezepte, um gut mit der Fibro zu leben. Und um mir unter dieser Lebensleitlinie einen echten Traum zu erfüllen, habe ich mich vor einigen Jahren auf den »Camino«, den Jakobsweg, begeben – und dieses Buch ist sozusagen die Essenz meiner Erkenntnisse, die ich auf diesem Pilgerweg gesammelt habe. Alle nachfolgenden Strategien, die ich für den Umgang mit meiner Fibromyalgie entwickelt habe, sind das Ergebnis jedes einzelnen gegangenen Kilometers auf dem Camino.

Nicht immer war die Erkenntnis sofort da. Manchmal erkannte ich erst Jahre später, was mich der Jakobsweg für das Leben mit der Fibromyalgie gelehrt hatte. Und dabei ist immer noch kein Ende in Sicht (wofür ich sehr dankbar bin). Man sagt ja, der Camino sei das Spiegelbild des eigenen Lebens. Das kann ich nur bestätigen. Zum Beispiel: Wenn man losläuft, ist man noch sehr angespannt, und alles ist natürlich ganz neu. Mit der Zeit wird man immer entspannter und gelassener. Um auf meine Art mit dieser Unsicherheit umzugehen, sind mir Vorbereitung und Information im Vorfeld sehr wichtig gewesen. Viele Pilger sind einfach drauflosgelaufen, um sich ins Abenteuer zu stürzen. Für mich war die intensive Vorbereitung bereits eine mentale Wanderung, und ich habe es nicht bereut, meine Pilgerreise so angegangen zu sein. Überraschungen gab es auch so mehr als genug – trotz der intensiven Vorab-Recherche. Und auch das war gut so.

In den folgenden Kapiteln streue ich für Sie das ein, was ich für mich vom Jakobsweg mitgenommen habe. Verstehen Sie diese kleinen Geschichten bitte als Anregungen oder Denkanstöße, nicht als Vorschriften – es sind meine kleinen Lektionen, die ich lernen durfte. Wenn etwas davon in Ihnen eine Saite zum Klingen bringt – wunderbar! Und wenn nicht – auch gut!

ZWEITER TEIL

Lebensstil-therapie: GUT mit Fibromyalgie leben

3 Bewegung

»Gehe, dann geht's dir gut!« ist mein Motto. Eine von vielen Möglichkeiten, mit Fibromyalgie und vielen anderen chronischen Erkrankungen GUT zu leben, ist regelmäßige und dem persönlichen Zustand angepasste Bewegung.

Wie wichtig tägliche Bewegung bei Fibromyalgie ist, ist eine meiner wichtigsten Erkenntnisse vom Camino. Die Zeit auf dem Jakobsweg war für mich der Beweis, dass die scheinbar bewährte Strategie, sich bei Schmerzen zu schonen, im wahrsten Sinne des Wortes »der falsche Weg« ist. Wenn wir die schmerzenden Körperpartien ruhigstellen und möglichst nicht belasten, wird sich bald eine Besserung einstellen – so denken und handeln viele Fibromyalgie-Patienten irrtümlich.

Das mag für Sportverletzungen, Zerrungen und dergleichen gelten, bei der Fibromyalgie ist falsch verstandene Schonung kontraproduktiv und führt dazu, dass Muskeln und Sehnen verkümmern und noch schmerzhafter und schmerzempfindlicher werden. Der Chefarzt einer Rheumaklinik sagte einmal zu mir: »Wer sich keine Zeit nimmt, sich zu bewegen, muss sich im Alter viel Zeit nehmen für Krankheiten.«

Was der Jakobsweg damit zu tun hat

Diese Erkenntnis hatte ich natürlich schon, bevor ich losgelaufen bin, aber sie hat sich auf dem Camino noch einmal deutlich vertieft: Bewegung ist einer der Schlüssel zu einem guten Leben mit Fibromyalgie. Ich lief jeden Tag eine Etappe und ging sechs Wochen lang durchschnittlich 15 Kilometer am Tag. Es gab Tage, da habe ich nur sechs Kilometer geschafft, an anderen waren es deutlich mehr – an einem Tag bin ich sogar 31 Kilometer gegangen. Wobei diese spezielle Etappe ziemlich am Ende des Weges lag. Diese »Spitzenleistung« kam folgendermaßen zustande: Gegen 15 Uhr und nach ca. 22 Kilometern kam ich zu einer Herberge, die mir überhaupt nicht gefiel. Es war laut und heiß und das einzige freie Bett war das dritte ganz, ganz oben. Ich überlegte drei Sekunden lang, befragte meinen Körper und beschloss, noch weitere neun Kilometer zu laufen bis zur nächsten Unterkunft. Nach fast 800 zurückgelegten Kilometern konnte ich mich und meinen Körper zu diesem Zeitpunkt so gut einschätzen, dass ich dabei keinen Schaden nahm.

Ich habe generell während der ganzen Zeit sehr gut auf mich aufgepasst – Stichwort »Achtsamkeit«! Die insgesamt fast tausend Kilometer des Camino bin ich ohne eine einzige Blase oder sonstige Blessuren gelaufen. Da ich alleine unterwegs war, brauchte ich auf niemanden, außer eben auf mich selbst, Rücksicht zu nehmen. Ganz achtsam mit mir selbst habe ich genau gespürt, was und wie viel ich mir zumuten konnte. Mein Tempo, meine Pausen, meine Unterkunft, meine Gesellschaft, meine Mahlzeiten, alles konnte ich ganz alleine bestimmen. Ich habe das als »Luxus pur« empfunden!

Werden Muskulatur, Sehnen und Knochengerüst über einen längeren Zeitraum nur wenig beansprucht, schwinden Beweglichkeit, Belastbarkeit und Leistungsfähigkeit. Das wiederum hat zur Folge, dass die Schmerzen bei selbst geringen Anstrengungen regelmäßiger auftreten. Unsere Schmerzschwelle sinkt und ein Kreislauf beginnt, der uns immer mehr in die Isolation und die Bewegungslosigkeit bringt. Der Verzicht auf körperliche Aktivität und der Rückzug auf die Couch oder ins Bett bedeuten außerdem oft den Rückzug aus dem sozialen Umfeld und von Kontakten, die eigentlich gut für uns sind. So ein Verhalten kann bewirken, dass wir uns noch intensiver mit den Symptomen beschäftigen und dadurch immer depressiver werden.

Gehen geht immer

Die berühmten 10.000 Schritte am Tag sind mir seit Jahren das wichtigste und hilfreichste Instrument im Leben mit der Fibromyalgie. Sie baue ich täglich in meinen Alltag ein. Gehen als Therapie ist überaus einfach zu bewerkstelligen: Es ist überall und jederzeit durchführbar, kostenfrei, schmerzlindernd, stressmildernd, kontemplativ, fördert die Konzentration, stärkt das Immunsystem, ist geeignet für jedes Alter und jeden Gesundheitszustand und jederzeit nach Bedarf ausbaubar.

Gibt es also einen Grund, sich nicht auf diese Art und Weise zu bewegen? Nein – Gehen geht immer! Dabei ist es egal, wie schnell Sie gehen. Das eigene Tempo und das Wohlbefinden sind wichtig. Und sehr wichtig ist die Regelmäßigkeit. Mit einem Schrittzähler oder Fitness-Tracker können Sie sehen, wie viel Sie schaffen, und bleiben motiviert. 10.000 Schritte gelten als gutes Tagesziel, aber nehmen Sie sich nicht gleich zu Anfang zu viel vor. Je sanfter Sie beginnen, desto besser. Achten Sie auf Ihr »GEHfühl«.

Gehen Sie wenn möglich draußen. Ein Spaziergang in der Natur bringt Entspannung und verhilft zu erholsamerem Schlaf. Der Aufenthalt in der Natur bei Wind und Wetter härtet ab und beugt einem Burnout vor. Er ist eine wunderbare Gelegenheit, zu reflektieren und den Kopf frei zu bekommen. Der Wald gehört übrigens zu den besten Tankstellen, um unsere Akkus wieder aufzuladen, und das nicht nur bei Fibromyalgie. [9]

Gehen ist allerdings nicht gleich Gehen. Eine meiner Klientinnen, die im Service arbeitet, hat bereits um 12 Uhr mittags die 10.000 Schritte erreicht. Von Entspannung und Wohlsein kann dabei aber keine Rede sein. Zu fremdbestimmt, zu schnell und zu abgehackt sind ihre Schritte im Arbeitskontext. Auch Bewegung im Haus bei der Hausarbeit ist nicht die Bewegung, die der Fibromyalgie zuträglich ist. In solchen Fällen bringt vielleicht eine der folgenden Formen von Bewegung eher die gewünschte Entspannung:

SCHWIMMEN ist eine weitere ideale Möglichkeit, sich sanft und schonend zu bewegen. Für die meisten ist es aber nicht regelmäßig oder jeden Tag machbar, ins Schwimmbad zu gehen. Aber wenn der Aufwand für Fahren und/oder Planung vertretbar ist und wenn Sie Wasser als Bewegungs-Element besonders schätzen, kann ich es nur empfehlen.

YOGA ist eine weitere gute Alternative und vereinigt Bewegung und Entspannung. Tatsächlich ist es Bewegung und Medizin gleichzeitig, denn eine »runde« Yoga-Session besteht aus meditativen Übungen, Bewegungsübungen und Atemübungen, die viele Körperfunktionen positiv beeinflussen und zusätzlich den Geist entspannen.

Von Sportarten mit ruckartigen Bewegungen wie Tennis, Squash oder Bodybuilding rate ich eher ab, aber auch hier gilt: ausprobieren und spüren, was guttut. Vielleicht ist moderates und gesundheitsorientiertes Krafttraining gerade etwas für Sie, wer weiß?

Am wichtigsten ist meiner Erfahrung nach: Wenn bei einer Bewegungsart Druck und Unbehagen entstehen, dann ist es sinnvoll, nach einer anderen Möglichkeit Ausschau zu halten. Die meisten Fibro-Betroffenen, die Bewegung scheuen und sich über Schmerzen beklagen, haben nicht lange genug durchgehalten oder die falsche Bewegungsart gewählt. Es lohnt sich weiterzusuchen, weiterzumachen und das Ideale für sich zu finden.

Raus – auch bei Regen, Kälte und Nebel!

Nur zu gern wird sogenanntes schlechtes Wetter zum Anlass genommen, sich nicht zu bewegen. »Bei nasskaltem Wetter habe ich besonders große Schmerzen«, so wird mir oft berichtet. Wie wäre es mit einem Perspektivenwechsel? Liegt es tatsächlich am nasskalten Wetter oder daran, dass man sich an diesen Tagen wenig bis gar nicht bewegt? Hinzu kommen dann die trüben Gedanken und das schlechte Gewissen, die sich zusammen mit den Schmerzen auf der Couch breitmachen. Das Gute am schlechten Wetter ist meistens, dass es von drinnen schlimmer aussieht, als es tatsächlich ist. Mir geht es immer besser, wenn ich meine 10.000 Schritte gemacht habe – egal wie schlecht das Wetter ist. Hinterher bin ich zwar müde, aber ich habe immer das gute Gefühl, mir die Couch verdient zu haben. Ich bin stolz darauf, den inneren Schweinehund doch noch zu einem Spaziergang überredet zu haben.

Auch große Hitze in den zunehmend wärmer werdenden Sommermonaten hält viele von der wichtigen Bewegung ab. Denn starke Hitze ist, wie extreme Kälte, von den meisten Fibro-Patienten schwer zu ertragen. Im Sommer, wenn das Thermometer tagsüber auf mehr als 25 Grad steigt, verlege ich deswegen meine größte Bewegungseinheit in die ganz frühen Morgenstunden.

Das hat viele zusätzliche Vorzüge:

- Den Sonnenaufgang zu beobachten hat etwas Spirituelles und Erhebendes.
- Die von vielen beklagte Morgensteifigkeit im ganzen Körper hat sich nach einer halben Stunde Gehen am frühen, herrlich kühlen Morgen meist verflüchtigt.
- Das Zwitschern der Vögel, der beginnende Tag haben etwas positiv Stimulierendes.

- Viele Gedanken, Vorhaben und Pläne für den Tag können bei einem morgendlichen Spaziergang geordnet oder auch losgelassen werden.
- Depressive Stimmungen verflüchtigen sich besonders effektiv bei einem Spaziergang in den kommenden Tag hinein.

Bewegung bringt's – in vielerlei Hinsicht

Bewegung ist und bleibt also eine der wirkungsvollsten Therapien bei Fibromyalgie überhaupt.

Dazu kommt: Regelmäßige Bewegung ist auch unabhängig von der Fibromyalgie bei vielen anderen Beschwerden von Vorteil. Sie

- senkt den Blutdruck,
- reguliert den Blutzuckerspiegel und die Blutfettwerte,
- beugt Übergewicht vor,
- hält das Herz gesund,
- bringt Entspannung,
- hilft, mit übermäßigen Reizen besser und gelassener umzugehen,
- verbessert den Schlaf,
- macht gute Laune,
- befreit von Stress,
- gibt einem das Gefühl, etwas Gutes für sich zu tun,
- beugt Depressionen vor und
- fördert kreative Ideen.

Um wieder Freude an der Bewegung zu finden, ist es wichtig, die im Gehirn gespeicherte Verknüpfung Bewegung = Schmerz aktiv zu überschreiben. Das geht am besten, wenn die Bewegungsintensität gerade zu Beginn bewusst niedrig angesetzt wird. Das Motto »Zähne zusammenbeißen und durch!« ist bei Fibromyalgie kontraproduktiv und sogar schädlich. Die Motivation geht rasch verloren, das Training wird zur Qual und es wird nicht gelingen, die notwendigen »Synapsenpfade« im Gehirn neu zu bahnen.

Was der Jakobsweg damit zu tun hat

Wenn es auf meiner Camino-Wanderung mal richtig steil nach oben ging, dann halfen mir folgende Tricks, nicht in Stress zu geraten:

- *Noch langsamer zu gehen, bis der »gefühlte« Stress nachließ.*
- *Den Blick auf den Weg direkt vor mir gerichtet zu halten und immer nur den nächsten Schritt ins Visier zu nehmen. Ich habe nie auf die ganze Steigung geschaut!*
- *Etwas nach vorne geneigt, passend zum Winkel der Steigung, stellte ich mir vor, mein Papa hält seine Hand unterstützend unter den zehn Kilo schweren Rucksack. Sein Traum war es nämlich immer gewesen, den Jakobsweg zu gehen. Er hat es leider nicht mehr geschafft.*

Mit diesen drei Methoden versuche ich im übertragenen Sinne auch die steilen, anstrengenden Strecken in meinem Leben zu meistern. Es gelingt nicht immer, aber ich übe jeden Tag. Egal also, wie gering die Bewegungseinheit ist: Das oberste Gebot ist Regelmäßigkeit. Es gibt immer einen, den ganz persönlichen, Weg, GUT mit Fibromyalgie zu leben – wir Betroffenen haben eine Lebensaufgabe, die nie beendet ist. Angemessene Bewegung ist ein Weg, eben der Weg für mich, der viele andere Komponenten wie Entspannung, Stressabbau und Entschleunigung konstruktiv vereint. Es lohnt sich aus meiner Sicht immer, diesen Weg zu gehen – es ist kein Zufall, dass in »BeWEGung« das Wort »Weg« steckt.

Darum habe ich folgende Gewohnheiten entwickelt:

- Wenn ich neue Ideen brauche – laufe ich.
- Wenn ich müde bin – laufe ich.
- Wenn ich depressive Gedanken habe – laufe ich.
- Wenn ich mich über etwas ärgere – laufe ich.
- Wenn ich eine Inspiration brauche – laufe ich.
- Und wenn ich Schmerzen habe – laufe ich erst recht ...

Dabei begleitet mich (nur zu gerne) mein Hund Wanja. Und ich schlage mehrere Fliegen mit einer Klappe, denn: »Gedanken wollen – wie Hunde –, dass wir mit Ihnen im Freien spazieren gehen.«

Warum Laufen Wunder wirkt ...

Am Zentrum für Klinische Psychologie der Universität Rey Juan Carlos in Madrid (Spanien) hat man eine sehr interessante Studie mit äußerst positiven Ergebnissen zu diesem Thema durchgeführt. Das Ergebnis: Schon 20–30 Minuten täglichen Laufens beeinflusst die Lebensqualität von Fibromyalgie-Patienten erheblich. Mehrere tausend Patienten nahmen an dieser Studie teil. Die Resultate waren eindeutig und lassen hoffen: Die Schmerzintensität nahm ab, die Lebensqualität nahm zu.

Die Wissenschaftler orientierten sich dankenswerterweise an der Realität und erkannten an, dass chronische Schmerzpatienten Schwierigkeiten haben, sich zur täglichen Bewegung zu motivieren. Das Ziel war es also, den Patienten Strategien aufzuzeigen und ihnen etwas an die Hand zu geben, das ihnen half, sich morgens aufzuraffen und sich körperlich zu betätigen, obgleich ihnen ihr Körper signalisierte, nichts weniger zu wollen als das. Denn genau das war der häufigste Grund, aus dem es Erkrankte nicht regelmäßig schafften, Sport zu treiben – es gelang nur etwa einem Drittel.

Die Psychologen, die die Studie leiteten, wollten es den Patienten darum ermöglichen, nicht nur an den Schmerzen, sondern auch an der Erschöpfung und an ihrer Motivation zu arbeiten. Ein eigens entwickeltes Programm sollte Motivation und Einstellung der Patienten beeinflussen, sodass sie ausreichend Energie und Motivation für die täglichen 30 Minuten Laufprogramm aufbringen konnten. Tatsächlich funktionierte das: Die Patienten zogen das Programm durch, die Folge waren verringerte Schmerzen und eine verbesserte Motivation. Auch ihr Allgemeinzustand besserte ich deutlich durch das tägliche Training, das sich auch positiv auf das Herz-Kreislauf-System, Muskeln und Knochen auswirkte und noch zum emotionalen Wohlbefinden beitrug. [10]

Wie wir unsere Psyche austricksen

Wie nun konnten die Probanden (oder können auch Sie) ihrer Erschöpfung Herr werden oder wenigstens konstruktiv mit ihr umgehen? Hier kann ich wieder aus meiner ganz persönlichen Erfahrung sprechen: Für mich hat alle positive Entwicklung damit begonnen, dass ich angenommen habe, was ist.

Das klingt vielleicht einfach nur banal, ist es aber nicht. Was ich damit vor allem meine, ist: Nehmen Sie den Druck heraus. Ich finde es zum Beispiel ein sehr anspruchsvolles Ziel, 30 Minuten am Tag laufen zu gehen (denn die Studie spricht von leichtem Joggen und nicht davon, spazieren zu gehen). Und ich bin schon im Vorfeld gedanklich erschöpft, wenn ich mir etwas vornehme, von dem ich unterschwellig weiß, dass es mich überfordern wird. Dann schickt mich die Macht meiner Gedanken ganz von selbst in diese ermüdende Endlosschleife, die wir Fibro-Patienten nur zu gut kennen.

Um das zu verhindern, kann ich im ersten Schritt Verantwortung für mich und meinen Zustand übernehmen. Das bedeutet auf keinen Fall, sich selbst die Schuld für seine Krankheit zu geben. Denken Sie nicht: »Ich bin zu schwach, ich bin zu empfindlich, und um da gegenzusteuern, muss ich nun unbedingt dieses oder jenes tun.« Sondern: Sie sollten ihren körperlichen Zustand einfach nur so gut wie möglich kennenlernen (wollen) und sich dann so weit wie möglich entspannen (ich weiß, das ist leicht gesagt!). Und das so lange, bis Sie sozusagen »die Seiten wechseln« können: Statt sich unter Druck immer wieder zu sagen, was Sie alles nicht können, dürfen Sie beginnen, sich zu fragen, was Sie sich denn wohl zutrauen. Es wird immer Tage geben, an denen gar nichts geht. Aber wenn Sie an den anderen Tagen das für sich tun, was möglich ist, werden diese schlimmen Tage von selbst weniger werden.

Unterstützen Sie sich bei dieser Entwicklung so gut wie möglich selbst, in dem Sie ehrlich zu sich selber sind. Für mich zum Beispiel war klar, dass Jogging gar nichts für mich ist – meine 10.000 Schritte gehe ich, und das ist gut so. Ich habe meinen Geist und meinen Verstand so weit entspannt, dass ich für mich erkannt habe, was »geht«, und werde dafür »Schritt für Schritt« mit Schmerzlinderung und einem auf angenehme Weise erweiterten Aktionsradius belohnt!

4 Auszeiten

»Nichts bringt uns auf unserem Weg weiter voran als eine Pause«, sagte schon die englische Dichterin Elisabeth Barrett-Browning (1806–1861). Sie hat immer noch recht: Die Akkus müssen regelmäßig wieder aufgeladen werden – so wie bei einem Elektroauto.

Als fast genauso wichtig wie die Bewegung empfinde ich regelmäßige Auszeiten. Wie bei fast allen chronischen Erkrankungen sind Müdigkeit und Erschöpfung ständige Begleiter bei Fibromyalgie. Wo ein Gesunder nach einer Auszeit von einer Stunde wieder fit ist, braucht der Fibromyalgie-Betroffene mindestens die doppelte Zeit oder länger. Zusätzlicher Stress entsteht, weil dieses Ruhebedürfnis für Familie, Freunde und Arbeitskollegen oft nur schwer nachvollziehbar ist – schließlich sieht man doch aus wie das blühende Leben! Besonders jüngere Fibromyalgie-Betroffene leiden sehr darunter, dass sie oft nicht »mithalten« können, wenn ihre Freunde die Nächte durchtanzen und von einer Party zur anderen ziehen.

Was der Jakobsweg damit zu tun hat

Auf dem Camino herrscht eine andere Atmosphäre: Hier ist es selbstverständlich, dass man sich ausruht, wenn man müde und erschöpft ist. Denn der Kontext ist ein anderer: Jeder weiß, dass es am nächsten Tag weitergehen wird und dass wieder eine lange Etappe bevorsteht. Also teilt man sich als Pilger seine Kräfte ein. Das lernt man auf dem Jakobsweg ganz automatisch. Ebenso, dass manchmal einfach eine längere Pause notwendig ist, um sich um eventuell lädierte Füße zu kümmern, schmerzhafte Blasen abheilen zu lassen oder den quälenden Muskelkater auszukurieren. Zu Beginn lässt man sich vielleicht noch dazu hinreißen, nicht auf seinen Körper zu hören, aber aus solchen Fehlern lernt man und gegen Ende des Weges weiß man ganz genau, was man sich zumuten kann.

Ganz anders ist das leider im Alltag. Da »laufen« (oder funktionieren) die meisten Menschen bis zum Zusammenbruch und ohne Rücksicht auf Verluste. Der Jakobsweg ist deswegen ein guter Lehrmeister: Kräfte einteilen, auf die Signale des Körpers achten, Pausen einlegen, Ruhe suchen, wenn nötig, langsam gehen, nicht hetzen – auch so kommt man ans Ziel. Wenn es zu anstrengend oder schwierig wird, sucht man sich Unterstützung und schaut, wie einem die Motivation nicht abhandenkommt. Aber auch vor allem gilt es, die Zuversicht nicht zu verlieren, dass es immer wieder weitergeht und in scheinbar aussichtslosen Situationen irgendeiner oder irgendetwas da sein wird, der oder das weiterhilft. Wer oder was, muss ich jetzt nicht wissen oder mir vorstellen können, sondern ich darf darauf vertrauen, dass es einfach passiert.

Eine Auszeit sollte nicht nur körperliche Ruhe und Erholung bedeuten, sondern auch seelisches Ausspannen, also echtes Loslassen. Denn auch eine dauerhafte seelische Überlastung vermehrt die

Verspannungen und der Fibro-Dauerschmerz kann so unerträglich werden.

Finden Sie heraus, welche Auszeiten Ihnen guttun, und vor allem, wie oft Sie sie brauchen. Es ist oft besser, regelmäßig kleine Ruhepausen einzulegen, als zweimal im Jahr auf den Urlaub als »große« Auszeit hin zu leben. Je größer die Erwartungshaltung, desto höher das Risiko, dass der Urlaubsstress eintritt. Finden Sie heraus, was Sie mögen: Verbinden Sie vielleicht eine wohltuende Massage mit einem entspannenden Saunagang, einen ruhigen Spaziergang mit einer halben Stunde Pause auf einer Bank in der Natur oder den kleinen Mittagsschlaf mit einer angenehmen geführten Meditation auf CD.

Ein besonders wichtiger Faktor bei den regelmäßigen Auszeiten ist die STILLE. Wir Fibro-Betroffenen reagieren besonders empfindlich auf äußere Reize und Reizfreiheit ist darum ein absolut erstrebenswerter Zustand. Die Sehnsucht nach Stille in einer lauten Welt ist bei uns besonders groß. Geben Sie diesem Bedürfnis nach, wann und wo es immer möglich ist, um ganz bei sich zu sein. Sie sollten sich dazu – am besten in der Natur – einen ruhigen Platz suchen, der Ihnen gefällt, und die Stille genießen. Auch die Gedanken, die uns Fibro-Betroffene, die wir zum Perfektionismus neigen, manchmal regelrecht quälen, können in der Stille leiser werden oder sich ganz auflösen.

Wenn wir die Stille an uns heranlassen und lernen, sie zu genießen, merken wir auch, dass viele Menschen sich gegen Stille schützen und regelrecht vor ihr fliehen, um ihre eigene innere Stimme nicht wahrnehmen zu müssen. Dabei ist diese unsere innere Stimme oft die Stimme der Fibromyalgie, die sich Gehör verschaffen möchte, die uns sagen will:

- Gehe langsamer.
- Arbeite weniger.
- Ärgere dich nicht.
- Sei gelassener.
- Achte auf deine Ruhezeiten.

- Tue etwas, was dir Freude macht.
- Sage Ja, wenn du Ja meinst, und sage Nein, wenn du Nein meinst.

Wie ein rotes Warnlämpchen zeigt sie an, was im Argen liegt, und weist uns darauf hin, dass wir uns mal wieder zu viel zumuten, nicht auf uns achten.

Was der Jakobsweg damit zu tun hat

> *Auf dem Camino habe ich erkannt: Stille, regelmäßig genossen, kann heilend und sehr inspirierend sein. Dort, auf dem Jakobsweg, habe ich immer wieder Orte der Stille gesucht. Eine Kirche, eine Kapelle oder ein abgelegener ruhiger Platz abseits des Camino und mit Abstand von meinen Mitpilgernden – sehr erstaunt war ich darüber, wie schnell ich mich erholte, wenn ich die Stille in mich aufsog und sie wirken ließ. Dort verweilte ich, hing meinen Gedanken nach und sammelte Kraft für die kommenden Kilometer. Noch immer empfinde ich – besonders in der Stadt – den Besuch einer Kirche als sehr, sehr wohltuende Auszeit. Die plötzliche Stille nach der lauten Umgebung, der ganz eigene Geruch von brennenden Kerzen und Gebetbüchern, das alles hat etwas Beruhigendes und Spirituelles.*

5 Entspannung

Wenn wir annehmen können, was ist, und auch uns selbst so annehmen können, wie wir sind, sind wir entspannt. Die meisten von uns sind jedoch leider meilenweit davon entfernt. Die Folge: andauernde Anspannung, und diese macht krank.

Anspannung ist nicht nur schlecht für Fibro-Patienten. Die Verspannungen in den Muskeln führen zu Schmerzen und langfristig auch oft zu den gefürchteten Dauerschmerzen. Wenn dieser Spannungsschmerz noch zum Fibro-Schmerz dazukommt, helfen oft nur noch Medikamente. Und alle Medikamente haben natürlich Nebenwirkungen ... Um ihren Anteil in einem multimodalen Therapieplan möglichst gering zu halten, setze ich persönlich vor allem auf Stressmanagement und Entspannung, die für mich unabdingbarer Teil des Umgangs mit meiner Fibromyalgie sind.

Meine Empfehlung darum: Sorgen Sie, wo es nur möglich ist, für ENTspannung.

Entspannung ist genauso individuell wie unser Stressempfinden und bedeutet für jeden etwas anderes: Manche Menschen lieben es,

Urlaub am Meer zu machen und nichts anderes zu tun, als am Strand zu liegen und ein Buch zu lesen. Andere hingegen gehen lieber auf eine Wandertour. Beides kann gleichermaßen entspannend sein und die Akkus wieder aufladen – wenn es unserem jeweiligen Typ entspricht. Dasselbe gilt im Alltag: Für die eine ist Yoga das Richtige, für den anderen Stricken oder progressive Muskelentspannung. In einem meiner Vorträge fragte ich den einzigen Mann in der Runde, was für ihn Entspannung sei. Ganz spontan antwortet er: »Traktor fahren.« Ich konnte mir ein Schmunzeln nicht verkneifen, aber auch hier gilt: Ausprobieren und die für Sie am besten geeignete Entspannungsmethode finden. Wenn es Traktorfahren ist – bitte sehr.

Entspannung ist nicht gleich Ablenkung

Ein Stolperstein, auf den Sie achten sollten: Es gibt Aktivitäten, die uns wirklich entspannen, und solche, die uns lediglich ablenken. So könnte man denken, dass Fernsehen, das Surfen im Internet und die Aktion am Handy entspannend sei, doch oft ist das tatsächlich nur Ablenkung und keine wirkliche Entspannung. Achten Sie also sehr sorgsam darauf, wonach Sie sich tatsächlich entspannt fühlen. Fühlen Sie sich nach einer Aktivität nicht deutlich ruhiger und erholter, dann handelt es sich lediglich um eine Ablenkung. Dabei sollten Sie nicht nur auf die Entspannung des Körpers, also etwa des Muskelapparates, achten, sondern auch auf die Entspannung des Geistes und der Seele. Meditation, angeleitete Fantasiereisen und kleine Auszeiten wirken häufig Wunder und lassen Sie gelassener mit Ihrem Schmerz umgehen.

Das Kreuz mit dem Schlaf

Achten Sie auch auf genügend Schlaf. Fibro-Betroffene schlafen oft schlecht und dadurch weniger. Schmerzen und Harndrang halten uns oft wach und stören unsere Nachtruhe. Bei Schmerzen beim Liegen hat sich bei mir ein wohltemperiertes Wasserbett bewährt. Außerdem schlafe ich mit zwei Seitenschläferkissen – eins auf jeder Seite, damit ich beim Drehen immer eines parat habe. Durch sie werden die Schmerzen in den Beinen vermieden. Vielleicht tut auch Ihnen ein solches Kissen gut? Legen Sie das Kissen zwischen die Knie, sodass dort keine Druckschmerzen entstehen können.

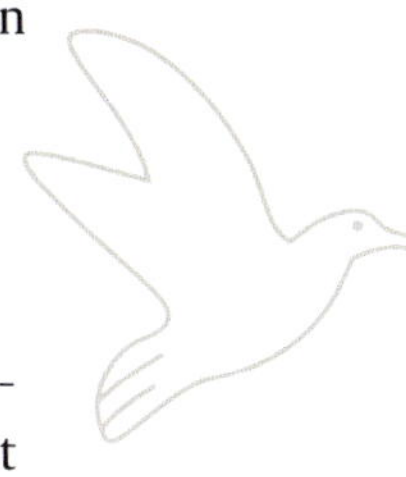

Hilfe bei Brustschmerzen

Viele Fibro-Klienten bei mir in der Praxis klagen über unklare Schmerzen in der Brust. Auch ich kenne das Phänomen und wurde sogar einmal mit dem Verdacht auf Herzinfarkt per Notarztwagen ins Krankenhaus eingeliefert. Nach einer sehr gründlichen Untersuchung wurde ich als »körperlich unauffällig« wieder entlassen. Eine zweijährige tiefenpsychologische Therapie unter der Diagnose »Herzphobie« schloss sich an. Das war sehr aufschlussreich und interessant, bewirkte aber tatsächlich keine wirkliche Besserung der Schmerzen, die sich immer mal wieder über den gesamten Brustbereich hinzogen. Mal stechend, mal dumpf, mal mit dem Atmen schlimmer, mal mit dem Atem sich bessernd, machten sie zeitweise mein Leben zur Hölle. Besonders schlimme Schmerzen lösten immer wieder Panikattacken aus, weil ich dann befürchtete, doch einen Herzinfarkt zu erleiden.

Hilfe kam für mich aus einer unerwarteten Ecke: Irgendwann einmal war ich wegen meiner Rückenschmerzen bei meiner Krankengymnastin. Als ich ihr von diesen komischen, anfallsweise auftretenden Schmerzen im Brustbereich erzählte, riet sie mir zu folgender Übung, wenn die Schmerzen oder das beengte Gefühl mal wieder unerträglich wurden: Ich sollte ein großes Badehandtuch der Länge nach zu einer dicken Rolle formen, um mich dann mit dem Rücken längs daraufzulegen. Dadurch wurde der Brustbereich geweitet und die Schmerzen und das Engegefühl wurden deutlich besser.

Heute, viele Jahre später, hilft mir das noch immer. Durch meine Osteopathin weiß ich mittlerweile, dass sich im Brustwirbelbereich, besonders an den Rippenansätzen, viele kleine Muskelansätze, Sehnen und auch Faszien befinden, die sich schmerzhaft verkrampfen und zu den gleichen Symptomen führen können wie ein akuter Herzinfarkt. Noch immer jagt mir der Schmerz einen gehörigen Schrecken ein, wenn er auftritt, doch sobald ich im Brustbereich für Entkrampfung sorge, entspanne ich mich. Das kann (neben dem gerollten Badehandtuch) durch ein leichtes Klopfen mit den Fingerspitzen geschehen oder ein durch ein Wärmekissen (am besten hilft mir übrigens eine meiner schnurrenden Katzen, die es sich auf der schmerzenden Stelle bequem macht).

Traumata und ihre Auswirkungen

Mittlerweile wissen wir, dass unverarbeitete Traumata und schockierende Erlebnisse nicht nur die Seele verkrampfen, sondern sich auch in den kleinsten Zellen unseres Körpers manifestieren. Selbst jede OP – so vermutet man heute – ist ein Trauma für den Körper. Das muss nicht bei jedem Menschen zu einer schwerwiegenden Schmerzerkrankung oder zu einer psychischen Störung führen. Treten diese aber auf, sollte man diese Dinge als Auslöser oder Ursache in Betracht ziehen und sich entsprechende professionelle Unterstützung, z. B. die eines Coachs oder die eines Psychotherapeuten, holen.

Was der Jakobsweg damit zu tun hat

Entspannung habe ich auf dem Camino jeden Tag aufs Neue lernen dürfen. Denn nach einem langen Fußmarsch ist Entspannung kein Luxus, sondern eine Notwendigkeit, da es am nächsten Tag aufs Neue wieder losgeht. Dabei hat Entspannung natürlich auch etwas mit Spannung zu tun. Zu Beginn des fast 1.000 Kilometer langen Jakobswegs war alles spannend. Ich kann mich noch gut erinnern, dass mich fast alle vor dem anstrengenden ersten Teil – der Überquerung der Pyrenäen – warnten. Vor allem die Wetterverhältnisse kamen hier immer wieder zur Sprache. Mit Schnee und Eiseskälte sei bis Mai zu rechnen, große Vorsicht sei geboten. Und tatsächlich war es auch so. Als ich ankam, erzählten mir Pilger, dass der Weg über die Berge bis vor drei Tagen nicht möglich gewesen sei und dass es einen heftigen Schneesturm gegeben habe.

Als ich dann die Pyrenäen am 2. April überquerte, lief ich im kurzärmeligen Shirt bei strahlend blauem Himmel und 15 Grad plus. Von da an ließ ich mich durch keine Aussage mehr beeindrucken. Ich hatte etwas gelernt: Es kommt immer anders, als man denkt. Diese Erfahrung sorgte sofort für eine körperliche und vor allem für große seelische Entspannung. Fortan, für den ganzen Rest des Camino, machte ich mir nur noch Gedanken darüber, was ich essen wollte und wo ich übernachten würde.

6 Entlastung: Ballast abwerfen

Werfen Sie Ballast ab, den sie nicht mehr brauchen und der sich vielleicht in irgendeiner Ecke des Rucksacks Ihres Lebens befindet und ihn unnötig beschwert. Entlasten Sie sich selbst – sowohl körperlich als auch psychisch.

Wir alle schleppen unseren Rucksack durchs Leben. Oft merken wir das nicht einmal, weil wir es so gewöhnt sind, dass das Gewicht uns kaum noch auffällt. Umso wichtiger ist es, sich seinen Inhalt einmal genauer anzusehen. Wie ein Hund sich beim Spiel mit dem Stock festbeißt, so halten auch wir an alten Mustern, Glaubensätzen und Ideen fest. Ob nun nach einem Tod eines geliebten Menschen, einer verpassten Chance oder einer Trennung – den meisten Menschen fällt es schwer loszulassen. Die Furcht vor Veränderungen und innerer Leere hält uns davon ab, negative Gedanken und belastende Einflüsse in unserem Leben loszulassen. Wer loslässt, nimmt aber nicht nur eine veränderte Situation an, sondern befreit sich auch von emotionalem Druck, der bei Fibro-Betroffenen für einen Teil der Schmerzen verantwortlich ist.

Was der Jakobsweg damit zu tun hat

Auf dem Camino sind der Rucksack und sein Inhalt von elementarer Wichtigkeit. Denn nicht nur, was sich darin befindet, sondern auch, wie er gepackt ist, wirkt sich bei einer Wanderung von 10–20 km pro Tag besonders sensibel aus. Manchmal reichte es, die sperrige Wasserflasche nur umzupacken, um ein besseres Tragegefühl zu bekommen und den Druck an einer bestimmten Stelle zu mindern. Manchmal musste ich einfach etwas ausmisten, um gefühlt wieder leichter von der Stelle zu kommen. In vielen Herbergen auf dem Camino gab es sogenannte »Tauschkörbe«. Dort konnte man brauchbare Dinge, die man nicht mehr benutzen wollte oder doppelt hatte, hinterlassen – für Pilger, die sie noch brauchen konnten. Eine sehr sinnvolle und viel genutzte Einrichtung. Doch von einer Sache habe ich mich nie getrennt, denn ich habe auch gelernt, wie wichtig es ist, sich trotz allem noch einen kleinen Luxus zu gönnen: Ich hatte auf dem ganzen Weg eine Flasche mit herrlich duftendem Körperöl dabei.

So spiegelt der Camino wieder einmal das wahre Leben: Manchmal müssen wir den Rucksack des Lebens neu packen. Wir sortieren dann Unnötiges aus, verschenken Überflüssiges und tauschen, was wir zu viel haben. Schon Kleinigkeiten wirken sich unter Umständen positiv aus, eben auch auf die Fibromyalgie. Halten Sie öfter mal inne und räumen Sie Ihren Rucksack komplett aus, leeren Sie alle noch so kleinen Taschen und betrachten Sie die gesammelten Dinge Ihres bisherigen Lebens. Ich rede hier sowohl von materiellem Besitz als auch von Beziehungen, Verpflichtungen, Anforderungen, Dingen, die Ihr Leben bestimmen, ohne dass Sie dies hinterfragen. Fragen Sie sich bei jedem »Teil«: Brauche ich das wirklich, wozu dient es mir, dient es mir überhaupt noch? Ist es motivierend, oder macht es mich eher krank? Kann ich es weggeben? Wer könnte sich darüber freuen? Oder ist es eine wertvolle Erinnerung, die mir Freude bringt und Mut macht? Sie werden staunen, was dabei alles zutage kommt und was Sie alles nicht mehr brauchen.

Leicht und beschwingt geht es für Sie nach einer solchen Aktion weiter, und schon nach kurzer Zeit vermissen Sie nichts mehr von dem, was Sie hinter sich gelassen haben. So zumindest geht es mir. Nur von meinem kleinen Luxus trenne ich mich nie. Es ist nicht immer derselbe und er muss auch keinesfalls teuer sein. Oft bedeutet er einfach, dass ich mir ganz bewusst Zeit für Dinge nehme, denn das empfinde ich in der heutigen Zeit als den größten Luxus.

Psychischer Ballast

Entlastung bedeutet nicht nur physisch, sondern auch psychisch Ballast abzuwerfen. Entlastung schaffen Sie (zum Beispiel) auch mit den bereits erwähnten Auszeiten: Legen Sie öfter Pausen ein, schaffen Sie sich kleine Oasen der Ruhe im Alltag. Das dient dem Wohlbefinden und der Lebensfreude, es schafft Freiräume und neue Möglichkeiten.

Sagen Sie vor allem Ihrem Perfektionismus ade! Versuchen Sie doch mal, Pflichten im Haushalt und in der Familie zu delegieren und sich die entstandene Freizeit auch wirklich zu gönnen. Das ist oft eine sehr große Hürde, denn Fibro-Betroffene sind gerne perfekt und neigen dazu, immer mindestens 120% oder sogar 150% zu geben. Vielleicht können Sie sich stundenweise eine Hilfe im Haushalt leisten. Ist das finanziell nicht machbar, gibt es vielleicht die Möglichkeit, in Tauschbörsen z.B. Putzen gegen Formularausfüllen oder Briefeschreiben zu tauschen. Werden Sie kreativ!

Körperliche Entlastung

Wenn Sie körperlich stärker als angenehm belastet sind, dann überlegen Sie, wo und wie Sie dort Entlastung schaffen können. E-Bikes etwa sind eine segensreiche Erfindung, die geradezu für Fibro-Betroffene gemacht ist. Mit ihnen können Sie die Natur genießen und bewegen sich moderat, ohne sich zu überanstrengen. Verabschieden Sie sich auch von Ihrem Gefühl, »mithalten« zu müssen. Nein zu sagen, ist nicht nur für Fibromyalgie-Betroffene eine wohltuende Entlastung.

Auch Reden kann entlasten

Auch der Austausch mit anderen Fibro-Betroffenen kann sehr entlastend wirken. Sich Dinge von der Seele zu reden und zu erfahren, dass es anderen genau so geht, ist hilfreich und holt Sie aus der Opferhaltung heraus. Selbsthilfegruppen und Gruppen in sozialen Netzwerken können diesem Zweck dienen, man sollte aber darauf achten, dass es nicht zum gemeinsamen Klagen kommt – das zieht einen nur herunter und verdüstert die Perspektiven. Ich habe erlebt, wie wohltuend es ist zu erfahren, dass andere Betroffene ähnliche Erfahrungen wie man selbst machen. Eine Klientin ist in meiner Praxis einmal in Tränen ausgebrochen, als ich ihr erzählte, dass mein Mann jahrelang mit mir schimpfte, weil ich sämtliche Flaschen nicht richtig zudrehte. Das Drehen von Verschlüssen oder auch das Auswringen eines Lappens ist für die meisten Fibros besonders schmerzhaft und unangenehm. Solche banalen Dinge anzusprechen und zu erkennen, dass man nicht allein damit ist, erleichtert und nimmt den Druck. Auch die Angst, an einer tödlichen Erkrankung zu leiden oder gar verrückt zu werden, wird im Austausch mit anderen Fibros kleiner oder verschwindet völlig.

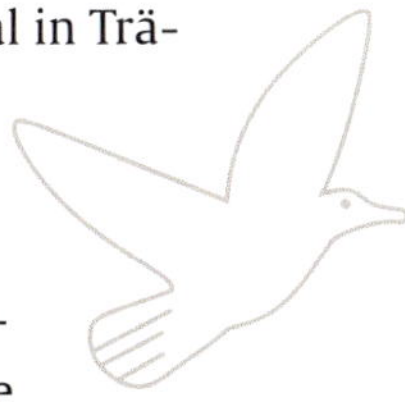

Ist das Sprechen mit Mitbetroffenen noch relativ einfach, so ist das Kommunizieren über unsere Fibromyalgie mit Menschen, die noch nie etwas davon gehört haben, umso schwieriger.

Wie sollen wir unserem Gegenüber auch etwas erklären, was wir selbst nicht immer verstehen. In zwei Sätzen ist die Fibromyalgie eben nicht zu beschreiben, und oft sind unsere Mitmenschen ungeduldig, überfordert oder erzählen lieber von sich selbst. Es ist schwierig, Fibro zu erklären, ohne sein Gegenüber zu langweilen, zu überfordern oder mit stundenlangen Beschwerden zu belästigen. Ich empfehle, es auf ein paar kurze Sätze wie »Fibro ist eine chronische Schmerzerkrankung, die bisher noch nicht heilbar ist« oder »Hauptsymptome sind ständiger Schmerz und Müdigkeit« (darunter kann sich jeder etwas vorstellen) zu reduzieren. Ich antworte auch schon mal: »An guten Tagen wie ein Ganzkörper-Muskelkater und an schlechten Tagen wie eine echte Grippe mit allen dazugehörigen Symptomen.« Ich habe noch nie eine Antwort auf diesen Satz gehört, sondern da war immer nur betroffenes oder ungläubiges Schweigen.

Seien Sie nachsichtig mit sich selbst

Wichtiger als das Verständnis der Mitmenschen ist allerdings, dass Sie erst einmal selbst für sich Verständnis haben. Wenn ich meine Klienten frage, wie sehr sie sich selbst wertschätzen, wie viel Verständnis sie für sich und die Krankheit haben, für ihre Einschränkungen, dann ist oft nur nachdenkliches Schweigen die Antwort. Altlasten aus der Kindheit, übernommene Muster, übernommener Schmerz aus der Familie können die Lebensqualität erheblich einschränken. Das ist mittlerweile auch wissenschaftlich nachgewiesen. Darum liegt beim ersten Gespräch mit einem Klienten in meiner Praxis das besondere Augenmerk immer auf der eigenen Biographie, der Herkunftsfamilie und der jetzigen Familie. Dabei geht es nicht in erster Linie darum, Dinge aufzuarbeiten, sondern darum, Muster zu erkennen und sich mit unveränderbaren Gegebenheiten zu versöhnen. Auch das dient der Entlastung und damit der Druckminderung – was oft eine erhebliche Schmerzlinderung zur Folge hat.

7 Entschleunigung

»Wenn du es eilig hast, dann mache einen Umweg«, sagt ein japanisches Sprichwort. Da ist definitiv was dran! Gerade bei Fibromyalgie ist Entschleunigung elementar.

»Langsam ist das neue Schnell«, hört man dieser Tage öfter – gut ist, wenn es uns gelingt, daraus eine gelebte Leitlinie statt eines Modeausdrucks zu machen …

Was der Jakobsweg damit zu tun hat

Als ich den Jakobsweg lief, habe ich am eigenen Leib erfahren, dass mir das regelmäßige Gehen in der Natur hilft, mit dem Dauerschmerz ohne Medikamente zu leben. Ich lernte dort, mit dem Schmerz und in den Schmerz zu gehen – tagtäglich in meinem ganz eigenen Tempo, das sehr, sehr langsam war. Mein Spitzname »Purple Turtle« auf dem Camino war dem Umstand geschuldet, dass meine Lieblingsfarbe Lila ist und ich durchschnittlich knapp 2 km pro Stunde oder sogar langsamer lief. Seltsamerweise kam ich trotzdem meist gleichzeitig mit anderen Pilgern an. Das lag unter anderem daran, dass sie in Gruppen liefen, mehr Pausen machten und viele Zwischenstopps einlegten, weil auf die Bedürfnisse jedes Einzelnen Rücksicht genommen werden musste. Ganz bewusst habe ich auf meinen täglichen Touren meinen Körper, die Schmerzen, die Müdigkeit, meine Grenzen, aber auch die Fortschritte, wahrgenommen. Ganz bei mir und ohne Ablenkung habe ich sofort gemerkt, wenn mein Körper mir signalisiert hat, dass eine Pause notwendig war oder noch fünf Kilometer mehr möglich waren.

Entschleunigung empfinde ich inzwischen als eine erwünschte Nebenwirkung der Fibromyalgie. Ich denke oft: »Dafür müssen wir Fibros noch nicht einmal ein teures Seminar besuchen, sondern mein persönlicher ›Fibro-Coach‹ sorgt dafür, dass ich alles etwas langsamer angehe.« Über die Jahre habe ich gemerkt, dass ich fast alles machen kann, nur eben langsam bzw. in meinem eigenen Tempo. So habe ich mit 56 Jahren das erste Mal Standup-Paddling ausprobiert und siehe da: Ich habe es geschafft, zwei Stunden auf dem Brett zu bleiben, und es sehr genossen.

Die eingebaute Warnleuchte

Aus vielen Erzählungen meiner Klienten höre ich heraus, dass sie sich immer wieder übernehmen, sich zu viel zumuten und sich eben nicht an ihr eigenes Tempo halten. Das Resultat eines solchen Verhaltens ist am nächsten Tag meist sehr schmerzhaft und raubt einem dann viel Energie. So hat zum Beispiel eine meiner Fibro-Klientinnen bei fast 30 Grad ihren Mann auf einer Fahrradtour begleitet. Er fand das ganz toll, wie tapfer sie sich schlug und wie gut sie durchhielt. Das wiederum hat sie angespornt und sie vergessen lassen, auf ihren Körper zu hören, der längst laut »Stopp!« rief.

Warum tun wir das? Wenn im Auto die rote Lampe aufleuchtet, fährt jeder Autofahrer umgehend in die Werkstatt. Aber wenn die rote Lampe in unserem Körper aufleuchtet, bemerken die meisten sie nicht einmal. Und wird sie doch wahrgenommen, machen wir oft trotzdem irgendwie weiter. Meine Klientin zahlte für ihre Eskapade beim Radfahren den hohen Preis einer starken Schmerzattacke. Sie hatte die Warnsignale ihres Körpers zeitweise ausgeblendet. Es kann auch schlimmer kommen: Übersehen wir die rote Lampe länger und dauerhaft, gesellen sich oft zur Fibromyalgie noch andere Erkrankungen: Arthrose, rheumatische Erkrankungen oder Autoimmunerkrankungen sind typische Begleiterkrankungen.

Unser Körper gibt sich die allergrößte Mühe, mit sehr vielen roten Lampen zu warnen und uns davon abzuhalten, weiter wie bisher zu leben und uns in der Anspannung »einzurichten«. Wir müssen lernen, die Warnsignale zu erkennen, und sie ernst nehmen. Achtsamkeitsübungen – besonders beim Gehen im Wald und in der Natur – helfen zum Beispiel, den Blick auf die eigene Befindlichkeit zu lenken, und führen dazu, dass wir uns und unsere wirklichen Bedürfnisse besser wahrnehmen. Ich kann es nicht oft genug sagen: Angepasste Bewegung ist bei Fibromyalgie von großem Vorteil und lenkt vom Schmerz ab. Es gilt: Bewegung nicht nur in den schmerzfreien Phasen, sondern regelmäßig auch bei Schmerzen. Aber eben: Nicht »höher, schneller, weiter« – sondern »sanfter, achtsamer und aufmerksamer«. Getreu meinem Motto auf dem Jakobsweg: »Gehe im Tempo deiner Seele (und vor allem im Tempo der Fibromyalgie).«

Rituale und Regelmäßigkeit – langweilig oder hilfreich?

Entschleunigen lässt sich das Leben unter anderem durch Rituale und Regelmäßigkeit, die uns Struktur geben und so Raum schaffen für Erholung und für neue und aufbauende Erfahrungen. Wie bei fast allen chronischen Erkrankungen ist es auch bei der Fibromyalgie äußerst hilfreich, auf einen regelmäßigen Tagesablauf zu achten. Regelmäßigkeit kann der heilsame Ausgleich zu den unvorhersehbaren Schüben der Fibromyalgie sein. Gesunden Zeitgenossen mag das Folgende langweilig, öde und einengend erscheinen; für einen Fibro-Betroffenen kann es wohltuend und entspannend sein …

Einen gleichförmigen Tagesablauf erfahre ich als sehr hilfreich: Das bedeutet etwa, unabhängig vom Wochentag, immer ungefähr zur gleichen Zeit aufzustehen und zu Bett zu gehen. Das fördert und unterstützt den Schlaf, verkürzt die Aufwachzeiten und verlängert die Tiefschlafphasen. Auch regelmäßige Mahlzeiten, d.h. zu bestimmten Uhrzeiten, mit in etwa gleich großen Portionen wirken sich bei Reizmagen und Reizdarm besonders positiv aus. Beim Trinken ist es ähnlich. Da ich tagsüber viel unterwegs bin, vermied ich es früher, viel zu trinken, weil ich dann oft zur Toilette musste. So hatte ich mir angewöhnt, abends den Großteil der notwendigen Flüssigkeit zu mir zu nehmen. Leider mit dem Ergebnis, dass ich nachts vier bis fünf Mal aufstehen musste, was mich vom Schlafen abhielt. Sehr kontraproduktiv! Erst als ich anfing, konsequent den ganzen Tag über regelmäßig kleine Mengen zu trinken, ließ der lästige nächtliche Harndrang allmählich nach und auch tagsüber behielt ich so meine Blase gut unter Kontrolle.

Bauen Sie angenehme Rituale in Ihren Alltag ein: Machen Sie sich eine Tasse leckeren Tee zum Feierabend, zünden sie eine Duftkerze als Zeichen der abendlichen Entspannung an, trinken Sie einen anregenden Espresso, während Sie im Büro am PC sitzen, bringen Sie Ihre Post zu Fuß zum Briefkasten, legen Sie die Beine hoch, wenn Sie telefonieren, spielen Sie zehn Minuten mit Ihrem Hund oder Ihrer Katze, wenn Sie nach Hause kommen, oder hören Sie ein Hörbuch oder Musik zum Einschlafen. Es gibt unendlich viele Möglichkeiten! Damit es dabei doch etwas Abwechslung gibt, können Sie z.B. die Sorte des Tees und den Duft der Kerze wechseln, Ihre Mahlzeiten bei gleicher

Portionsgröße abwechslungsreich und der jeweiligen Saison gemäß gestalten oder die Musik bzw. das Hörbuch zum Einschlafen immer wieder wechseln.

In der Freizeit

Auf die Gefahr hin, dass ich mich wiederhole: Machen Sie Bewegung zu einem täglichen Ritual. Das muss nicht langweilig werden. Wechseln Sie ruhig die Wege, laufen Sie ungewohnte Strecken, die Sie bisher noch nicht kannten. Wenn Sie einen Hund haben, wird es ihn besonders freuen, einmal auf neuen Wegen fremde Gerüche wahrzunehmen. Treffen Sie sich zu festgelegten Terminen mit Freunden und der Familie. Behandeln Sie private Treffen wie geschäftliche Termine, das heißt: Tragen Sie den Besuch bei Ihrer Mutter im Altenheim genauso im Terminkalender ein wie den Termin beim Steuerberater oder bei einem Geschäftspartner. Wenn Sie einem Hobby nachgehen, sorgen Sie dafür, dass Sie sich dafür regelmäßig die Zeit nehmen. Auch hier gilt: Einen festen Termin dafür im Kalender planen. Das verhindert, dass Sie sich zu »voll planen« und sich so überlasten. Widerstehen Sie der Versuchung, mit einer großen Unternehmung etwas »abzuhaken«. Besser wöchentlich zwei Stunden für etwas einplanen als alle sechs Wochen einen Tag dem Hobby widmen.

Bei der Arbeit

Auch hier sollten Sie sich wohltuende Rituale einbauen, die ein verlässliches und »stützendes Tageskorsett« ergeben. Nehmen Sie sich Zeit für einen kleinen Spaziergang in der Mittagspause oder für den Austausch mit einem Lieblingskollegen. Legen Sie die ungeliebten Aufgaben auf eine Zeit, wo Sie erfahrungsgemäß am fittesten sind, belohnen Sie sich mit etwas Schönem für eine erledigte To-do-Liste und vergessen Sie nicht, Danke zu sagen, dass Sie eine Arbeit haben.

Im Urlaub

So verheißungsvoll die Vorstellung vom Urlaub sein mag – für Fibro-Betroffene (besonders auch diejenigen, bei denen eine sehr starke Empfindlichkeit für Außenreize vorhanden ist) ist er oft Stress pur. So wird aus dem heiß herbeigesehnten Tapetenwechsel oft das Gegenteil von Erholung. Ein fremdes Bett und eine fremde Sprache, eine ungewohnte Umgebung und ungewohntes Essen, ein anderes Klima und viele neue Menschen erzeugen viele ungewohnte Reize und damit Stress für Körper und Geist. In gewissem Maße können diese Reize auch anregend und wohltuend sein, gehen aber für viele Fibros eher mit negativen Auswirkungen einher. Die Folgen können Attacken des Reizmagens bzw. Reizdarms sein oder schlechter Schlaf, erhöhter Blutdruck und sogar Angstattacken.

Als sehr hilfreich hat sich bei mir die Anschaffung unseres Wohnmobils erwiesen. Ich habe mein gewohntes Bett an Bord, meine Rückzugsmöglichkeit auf vier Rädern und viele bekannte Dinge, die mich umgeben, und trotzdem kann ich fremde Länder und Gegenden kennenlernen, ganz relaxt mit all den gewohnten Abläufen und Gegenständen, die mir ein Gefühl von Geborgenheit geben. Wo ich mich bei bisherigen Urlauben in Pensionen, Hotels und Ferienhäusern am Ende des Urlaubs wieder stark nach Hause sehnte, so machte ich bei der ersten Fahrt mit dem Wohnmobil die Erfahrung, dass ich den Urlaub bis auf die letzte Stunde auskostete und gar nicht wieder nach Hause wollte! Auch setzten die Erholung und das Urlaubsgefühl viel früher als bei allen bisherigen Urlauben ein. Wie eine Schnecke, die ihr Haus mitnimmt und so immer »zu Hause« und damit geschützt ist, so fühle ich mich, wenn wir mit dem Wohnmobil unterwegs sind.

Und noch etwas: Viele kleinere Auszeiten sind für die meisten Fibros erholsamer als eine lange Ferienreise.

Was der Jakobsweg damit zu tun hat

Wie hilfreich Regelmäßigkeit sein kann, durfte ich auch auf dem Camino lernen. Obwohl es jeden Tag neue Menschen, andere Landschaften, fremde Gerüche und wechselhafte Temperaturen gab, war das eigentliche Pilgern etwas sehr Monotones – ich meine das hier im allerpositivsten Sinne. Dieses sich immer wiederholende (Weiter-)Gehen, Schritt für Schritt, hatte etwas ungeheuer Beruhigendes und Entspannendes.

Der Tagesablauf war dabei sehr von Ritualen und absoluter Gleichmäßigkeit geprägt. Morgens musste man bis zu einer bestimmten Zeit die Herberge verlassen haben und (in der Regel) am Nachmittag bis zu einer vorgeschriebenen Uhrzeit die neue Unterkunft erreicht haben. Die Pilger-Mahlzeiten in den Unterkünften glichen sich auch alle irgendwie hinsichtlich der Menge, der Zutaten und der Zubereitungsart. Selbst die Pilgerherbergen waren alle recht einheitlich – und vor allem rochen sie alle sehr ähnlich. Die Bedürfnisse und der Tagesablauf der Pilger glichen sich ebenfalls: Essen, Trinken, auf den Körper achten, eine Unterkunft finden. Und damit nicht genug: Alle Pilger wurden sich mit jedem gelaufenen Kilometer immer ähnlicher im Aussehen und in den Verhaltensmustern.

Diese festen Strukturen wirkten einerseits stützend und kraftsparend und ließen andererseits genug Raum für alle Unwägbarkeiten und tollen Erlebnisse – ich habe das als äußerst entspannend empfunden und konnte dadurch alles, was so unterwegs auf mich zukam, immer gut handhaben.

8 Stress abbauen

Stressabbau ist bei der Fibromyalgie (und bei anderen chronischen Erkrankungen) unerlässlich und ein wichtiger Therapiepfeiler. Stress jeder Art verstärkt die Symptome – Abwesenheit von Stress kann für deutliche Besserung des Allgemeinbefindens sorgen.

Stressabbau beziehungsweise -vermeidung steht für mich ganz oben, denn Stress ist absolutes Gift bei Fibromyalgie. Dabei ist es egal, woher der Stress kommt – unser Körper kann nicht zwischen positivem und negativem Stress unterscheiden. Nehmen Sie also Ihr Leben unter die Lupe und schauen Sie, wo Sie Stress reduzieren können:

Im Beruf

Wenn es mit dem Job vereinbar ist, können Sie Ihre Stunden reduzieren. Ideal für Fibromyalgie-Betroffene ist eine 20- oder 30-Stunden-Woche. Wie im privaten Bereich können Sie versuchen, Arbeiten, die nicht unbedingt von Ihnen erledigt werden müssen, zu delegieren.

Wenn der Job Sie zu sehr beansprucht, überlegen Sie, ob ein Wechsel der Arbeitsstelle infrage kommt. Es muss ja nicht immer ein Firmenwechsel sein, manchmal funktioniert so etwas auch intern.

Finden Sie für sich heraus, was genau der größte Stressfaktor in Ihrem Job ist. Die Anfahrt, die Kollegen, die Zeitvorgaben, das Arbeiten mit vielen Menschen in einem Raum, der Arbeitsumfang? Manchmal reichen schon kleine Veränderungen, um spürbar stressfreier zu arbeiten. Sprechen Sie mit Ihrem Chef, ob er Ihnen einen Coach empfehlen oder sogar finanzieren kann, der Ihnen Unterstützung bei der Optimierung von Arbeitsprozessen, Führungsaufgaben, Stress- und Zeitmanagement etc. hilft. Auch die Krankenkassen bieten manchmal entsprechende berufsorientierte Kurse an.

Im Privatleben

Nicht nur beruflich, auch privat gibt es viele Stressfaktoren, die Sie reduzieren können. Fibromyalgie-Betroffene laden sich allzu oft viel zu viel auf ihre ohnehin schon verkrampften Schultern: die ehrenamtliche Tätigkeit im Verein, die Versorgung der Eltern und/oder der Schwiegereltern, die Betreuung der Enkel, die gut gemeinte Unterstützung der Nachbarn bei der Gartenarbeit, die Übernahme von kleinen Arbeiten für Freunde. Wir haben den Ehrgeiz, beim Sport der oder die Beste zu sein oder schon am Freitag um 14 Uhr das ganze Haus geputzt zu haben, das Essen immer frisch zuzubereiten, nebenbei noch den Geburtstag der Tante zu organisieren, den Fahrdienst für die gehbehinderte Nachbarin zu übernehmen und was dergleichen ehrenwerte, aber anstrengende Aufgaben noch mehr sind. Meist sind nicht die einzelnen Aufgaben das Problem, sondern die Anhäufung und der Anspruch, es allen recht machen zu wollen. »Nicht 100 Prozent, sondern 150 Prozent geben« ist das Lebensmotto fast aller Fibros.

Nicht zu vergessen der sogenannte »positive Stress«, verursacht durch Urlaube, Taufen, Hochzeiten, die neue Wohnung, die neue Arbeit, den neuen Partner, das neue Haustier, die Einladung zum Geburtstag am Freitag, den Theaterbesuch am Samstag und den Grillabend am Sonntag. Der Körper unterscheidet wie schon gesagt nicht zwischen positivem und negativem Stress – was zu viel ist, ist zu viel.

Fibros kennen sie nur allzu gut, die plötzliche Erschöpfung und das Gefühl, das alles über einen hereinbricht. Richtig anstrengend wird es, wenn dann Familie und Freunde überhaupt kein Verständnis aufbringen, wo doch alle diese Vorhaben so schön sind und wirklich Spaß machen müssten. Und das führt erst recht zu Stress, weil man sich rechtfertigen und erklären muss. Natürlich sind freudige Events und Freizeitveranstaltungen schön, aber für einen Fibro-Betroffenen sind Partys und große Menschenansammlungen genauso stressig wie ein Marathonlauf oder ein 12-Stunden-Arbeitstag für einen »Normalen«. Wegen unserer großen Empfindlichkeit gegen äußere Reize hören wir alles mindestens doppelt so laut, das Sonnenlicht ist besonders grell und lässt die Augen tränen, die Hitze auf der Haut wird schon bei milden 24 Grad als unerträglich empfunden und normale Essensgerüche verursachen unter Umständen Übelkeit. Für uns Fibros kann ein offensichtlich positives Ereignis so anstrengend und stressig sein wie für Nichterkrankte ein negatives Ereignis.

Der langen Rede kurzer Sinn: Dauerstress, egal wodurch er verursacht wird, verändert die emotionale Grundstimmung. Zudem wirkt das Stresshormon Cortisol auf die Strukturen des limbischen Systems: Die rationale Korrektur unserer Wahrnehmung wird so behindert. Unter Dauerstress sind wir folglich immer weniger in der Lage, Emotionen zu kontrollieren. Wir überschreiten unsere persönlichen Grenzen, lassen uns überreden, weitere Aufgaben zu übernehmen, obwohl wir insgeheim wissen, dass es uns nicht guttut. Die Wahrscheinlichkeit stressauslösender Situationen steigt, psychosomatische Störungen können sich häufen. Dauerstress fördert also nachhaltig unreflektiertes Verhalten und erhöht die Schmerzsensibilität erheblich.

Was der Jakobsweg damit zu tun hat

Viele Mitpilger auf dem Camino waren von Stress gezeichnet. Finde ich noch eine Unterkunft? Komme ich heute noch an mein Ziel? Was ist, wenn nicht? Schaffe ich es überhaupt? Warum kann ich nicht so schnell gehen wie die anderen? Und so weiter … Unsere Muster aus dem Alltag bleiben natürlich nicht zu Hause, sondern laufen immer mit. Aber der Camino bietet Gelegenheit, diese Muster kennenzulernen und sich ihnen zu stellen.

Ich habe dort gelernt, aktiv loszulassen. Natürlich hatte ich einen Plan und eine grobe Vorstellung von meiner Tagesetappe. Aber es gab eben immer wieder Unwägbarkeiten oder unvorhergesehene Ereignisse; deswegen hatte es aus meiner Sicht überhaupt keinen Sinn, sich diesen Stress zu machen. Wichtig war für mich vor allem, dass ich immer ganz bei mir war – das hat mich letztendlich auch in die Lage versetzt, dann eben noch neun Kilometer zu laufen, wenn mir die Herberge nicht zusagte. Leichtigkeit und Selbstvertrauen haben mich dabei getragen; Stress hatte ich keinen, denn ich war nur mir selbst Rechenschaft schuldig …

9 Die innere Einstellung

»Wenn schon denken, dann doch lieber optimistisch« – das ist für mich ein gutes Motto bei Fibromyalgie. Schon allein, weil pessimistisches Denken einfach viel zu sehr runterzieht. Das muss doch nicht sein, oder?

Leicht gesagt, oder? Optimistisch sein trotz Dauerschmerz – wie kann uns das gelingen? Dass wir es lernen, ist wichtig, denn meiner Erfahrung nach ist eine optimistische Grundhaltung gerade bei chronischen Erkrankungen wie der Fibromyalgie unerlässlich, schließlich hilft sie uns, jeden Tag auch für die »kleinen Dinge« dankbar zu sein. Etwa, das zu sehen, was wir noch alles können, und nicht ständig dem nachzutrauern, was wir nicht mehr können. Unsere Grundeinstellung sollte sein: Gut leben mit Fibromyalgie ist möglich! Wir sollten ein solches Leben ganz grundsätzlich für machbar und für erreichbar, für »lebbar«, halten. Denn nur was wir uns vorstellen können, können wir auch umsetzen. Ein Schreiner, der einen Stuhl herstellt, muss ihn sich vorher auch vorstellen. Wenn er kein Bild, keine Vorstellung von seinem Werk, hat, wird er an der Umsetzung scheitern.

Diese Grundhaltung ist keinesfalls zu verwechseln mit dem oft unseriös anmutenden Psychotrick des ständigen »positiven Denkens«. Es geht hier nicht darum, alles immer durch eine rosarote Brille zu sehen und sich die Dinge schönzureden. Die Basis unserer optimistischen Grundeinstellung muss unsere Realität sein und das Annehmen dessen, was ist. Nur auf dieser Basis können wir einen gesunden Optimismus entwickeln – und keine Fata Morgana, der wir nutzlos hinterherlaufen und von der wir (weil sie nicht real ist) zwangsläufig enttäuscht werden. Ich will kurz erklären, warum ich das so sehe …

Positives Denken vs. optimistisches Denken

In den langen Jahren, die ich nun schon mit meiner Fibromyalgie lebe, bin ich mehr und mehr zu der Erkenntnis gekommen, dass das reine »positive Denken« ein leeres Glücksversprechen ist. Und doch ist es in den Medien, in der Esoterik und in Trainings und Seminaren rund um Motivation quasi allgegenwärtig. Erfolg, Gesundheit und Lebensglück: Alle diese Früchte können wir angeblich ernten, wenn wir nur lernen, »positiv« zu denken. Das ist zu einer Art Mantra geworden, ja geradezu zu einer Pflicht. »Sorge Dich nicht, lebe!« ist der Titel eines »einschlägigen« Buches von Dale Carnegie, das seit 1948 ein echter Longseller ist und Millionen von Menschen vom Wert des konsequenten positiven Denkens überzeugen sollte (und das auch geschafft hat).

Für mich ist dieser Titel eher eine Beschwörungsformel, die vielleicht bisweilen beflügelt, doch viel wahrscheinlicher noch wie Hohn in den Ohren all jener Menschen klingt, denen trotz positiven Denkens eine unheilbare Krankheit, der plötzliche Verlust der Existenz oder gar eines lieben Menschen jede Lebensplanung zunichtemacht. Es stimmt zwar, dass wissenschaftliche Untersuchungen die körperlichen und psychischen Vorzüge einer optimistischen Lebenshaltung dokumentieren, jedoch ist die eben viel mehr als nur »positives Denken«. Denn gar nicht so gesund ist meiner Erfahrung nach der zwanghafte Versuch, negative Gefühle oder Gedanken zu unterdrücken und aus dem Alltag zu verbannen – das schadet oft viel mehr, als es nützt.

Das positive Denken ist nämlich eine reine Technik, mit deren Hilfe wir unser Unterbewusstsein steuern sollen, das dann automatisch den Erfolg herbeiführt. Und wenn das nicht funktioniert? Gefährlich ist aus meiner Sicht vor allem der Umkehrschluss, der sich ergibt, wenn die Technik nicht wie gewünscht funktioniert: Kranke, gescheiterte oder arme Menschen denken und leben einfach falsch und sind selbst schuld an ihrer Misere – weil sie nicht konsequent genug »positiv denken«. In diese »Eso-Falle«, wie ich sie gerne nenne, zu tappen kann dazu führen, dass wir uns intolerant oder sogar gefühllos gegenüber den Sorgen und Ängsten unserer Mitmenschen verhalten – schließlich sind sie ja selber schuld an ihrem Elend?! Dasselbe gilt natürlich für uns: Ich sehe keinerlei Gewinn darin, mich selbst dafür kasteien zu müssen, dass ich »nicht genug« oder »nicht gut genug« positiv gedacht habe und demzufolge nicht schmerzfrei oder gar gesund geworden bin. Ich sehe vielmehr hier einen enormen Druck, der mich höchstens kränker machen würde …

Darum lehne ich persönlich das »Glücksversprechen« des positiven Denkens ab. Es ist doch auch so, dass nicht das Denken allein uns als Menschen ausmacht, sondern der ganze Komplex von Denken, Fühlen, Hoffen und Wollen. Positives Fühlen, optimistisches Erhoffen ist etwas anderes, als nur zu denken mit dem Ziel, das eigene Unterbewusstsein zu programmieren. Hierbei fällt nämlich auch unsere so wichtige Intuition hintenüber, jener geheimnisvolle »Seelenseismograph«, der uns häufig die richtige Richtung weist. Wer sich einreden lässt oder sich krampfhaft einreden will, was er zu denken und zu fühlen hat, unterdrückt diese Intuition. [11]

Und hier kommt noch eine sehr wichtige Kraft ins Spiel: die Hoffnung. Hoffnung wächst tief aus dem Herzen und hat zu tun mit der Gewissheit, dass etwas einen Sinn hat, ganz gleich wie es jetzt gerade ist oder wie es ausgeht. Ich habe immer viel Hoffnung und darum eine optimistische Lebenseinstellung. Im Gegensatz dazu, wie es im Ansatz des positiven Denkens praktiziert wird, verschließe ich aber nicht die Augen vor der Realität. Der entscheidende Unterschied ist: Ich nehme an, was nicht zu ändern ist, aber ich bin immer voller Hoffnung auf die bestmögliche Entwicklung und bleibe darum optimistisch.

Eine Frage der Perspektive

In meinen Vorträgen male ich manchmal eine »Neun« auf ein großes Stück Papier, lege es auf den Boden und stelle einen Zuhörer an die Kopfseite dieser »Neun« sowie einen ans »Fußende« und frage Letzteren, was er sieht. Selbstverständlich antwortet er: »Eine Neun.« Wenn ich den anderen Zuhörer dann ebenfalls frage, sagt der (natürlich) sofort: »Eine Sechs.« Und dann frage ich: »Und wer hat recht?« Beide natürlich, und beide konnten nichts daran ändern, auf welche Seite der Ziffer ich sie vorher gestellt habe.

Die Lehre daraus: Es gibt immer wieder Dinge in unserem Leben, auf die wir keinen Einfluss haben und die wir nicht wirklich ändern können. Auf unsere Einstellung haben wir aber einen erheblichen Einfluss. Wie Karl Valentin schon so wunderbar sagte: »Ich freue mich, wenn es regnet, denn wenn ich mich nicht freue, regnet es trotzdem.« Es kostet die uns gleiche Energie und denselben Aufwand, wenn wir optimistisch sind, wie wenn wir uns Sorgen machen. Toleriert wird in unserer Gesellschaft aber eher das Sich-Sorgen-Machen als die optimistische Sichtweise, die schon mal als Tagträumerei oder sogar Spinnerei abgetan wird. Das ist eine interessante Frage am Rande: Nehmen wir pessimistische denkenden Menschen als ernsthafter oder gar verantwortungsbewusster wahr? Und falls ja, warum eigentlich?

Sagen Sie einmal laut zu sich selbst: »Ich leide unter Fibromyalgie«, und zum Vergleich: »Ich lebe mit Fibromyalgie.« Merken Sie den Unterschied? Genau das macht es aus. »Leiden« ist definitiv mit etwas Destruktivem verbunden, »Leben« hat etwas sehr Integrierendes. Und genau darum ist die optimistische Einstellung zur Krankheit ein nicht zu unterschätzender Therapieansatz bei der Fibromyalgie und anderen chronischen Erkrankungen.

Annehmen, was ist, heißt nicht resignieren

Mir hilft es fast immer dabei, optimistisch zu bleiben, wenn ich eine Situation, eine Gegebenheit, in einen »anderen Rahmen« setze. In der Psychologie nennt man das »Reframing«.

Zum Beispiel sage ich mir, wenn ich mal wieder außergewöhnlich müde und erschöpft bin: »Vielleicht sind wir Fibros deshalb oft so müde, damit wir uns nicht zu sehr stressen und uns die so notwendigen Ruhepausen gönnen.« Wie praktisch, dass wir quasi eine eingebaute körperliche Notbremse haben!

Wenn es mir auf Veranstaltungen viel zu laut und zu hektisch zugeht und ich dadurch manchmal sogar körperlichen Schmerz empfinde, denke ich: »Meine eigene Alarmanlage funktioniert mal wieder absolut zuverlässig und bewahrt mich vor Stress.«

Wenn die Schmerzen mal wieder zu einem ungelegenen Zeitpunkt (und wann wäre es schon mal passend?) kommen und mich von einem Vorhaben abhalten, denke ich: »Wer weiß, wofür es gut ist, vielleicht haben sie mich vor Schlimmerem bewahrt.«

Nicht kämpfen, sondern unterstützen

Was ich dagegen nie sage, ist: »Ich kämpfe gegen meine Krankheit«, obwohl das ein Satz ist, den ich sehr oft höre. Aus meiner Sicht hat, wer gegen die Fibromyalgie ankämpft, schon verloren. Denn diesen Kampf kann keiner gewinnen; er kostet nur Kraft. Fibromyalgie ist ein Teil von uns und dagegen anzukämpfen heißt, ständig gegen uns selbst zu kämpfen. Und das ist AUSSICHTSLOS!

Ich persönlich kämpfe nicht gegen die Fibromyalgie, sondern für die Anerkennung und das Bewusstsein, mit dieser Erkrankung zu leben. Und dabei möchte ich nicht passiv leiden – sondern aktiv aushalten, was auszuhalten ist, wobei Geduld natürlich sehr wichtig ist. Geduldig sein heißt hier nicht, faule Kompromisse einzugehen und sich seinem (Fibro-)Schicksal völlig zu ergeben. Eine kluge alte Bäuerin sagte mir einmal: »Ich bin dankbar für alle die Probleme, die ich nicht habe.« Und bei genauem Hinsehen gibt es auch bei der Fibromyalgie viele Probleme, die einfach nicht auftreten. Ich erwähnte bereits, dass mein Erkenntnisprozess, dass ich zukünftig mit der Fibro leben würde, ein Stück weit von innen erleuchtet war durch die Erkenntnis, dass ich NICHT an einer unheilbaren tödlichen Krankheit leide.

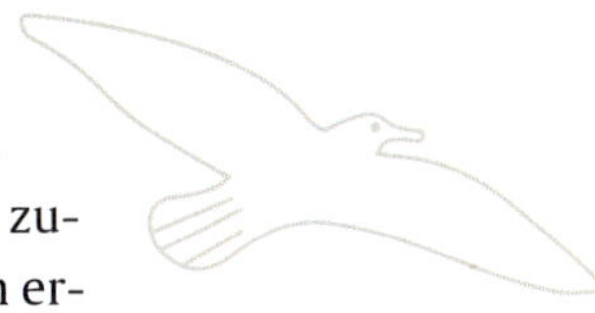

Wie der Lichtkegel einer Taschenlampe beleuchten wir immer nur einen kleinen Teil des dunklen Zimmers. Dabei haben wir es in der Hand, was wir anleuchten und wohin der Lichtkegel reicht. Wir können uns nicht nur auf das Negative konzentrieren und dann Positives erwarten! Darum frage ich mich nicht: »Was kann ich nicht mehr?«, sondern: »Was ist noch alles möglich?« Und das ist eine Menge, wie ich jeden Tag immer wieder verwundert und erfreut feststelle. Vielleicht nicht mehr so schnell und unbeschwert, aber immer noch sinnerfüllt und mit Freude am Leben.

Vorteile der Fibromyalgie

Wenn Sie im Optimismus noch einen Schritt weiter gehen möchten, dann fragen Sie sich einmal, was die Fibromyalgie für Sie tut, ja, was der Vorteil Ihrer Krankheit ist.

WAS? Bei dieser Frage kommt es in meinen Vorträgen oder bei meinen Klienten fast immer zu einem lauten, protestartigen Aufschrei. Vorteile? Für etwas gut? Das kann sich keiner wirklich vorstellen.

Bei genauerem Betrachten und besonders in intensiven Zwiegesprächen finden wir dann doch oft sehr erstaunliche Dinge heraus. So erzählte mir eine Klientin einmal, ganz erschüttert von ihrer eigenen Erkenntnis, dass sie ohne diese Erkrankung wahrscheinlich längst einen Herzinfarkt gehabt hätte oder, schlimmer, bereits tot wäre. Denn sie war bis zum Ausbruch der Fibro eine Workaholic, die ständig »mit überhöhter Geschwindigkeit auf der Überholspur« fuhr. Eine andere Klientin erzählte mir, dass die Fibro sie zum beruflichen Stopp gezwungen habe und sie sich dadurch auf eine andere, ihre eigentliche berufliche Bestimmung habe zurückbesinnen können. So oder so ähnlich höre ich es immer wieder.

Wie anders fühlt man sich plötzlich und nachhaltig, wenn der angebliche Feind, den man bisher zu bekämpfen versuchte, zu einem treuen Begleiter wird, der nicht schaden will, sondern im Gegenteil einem dabei behilflich ist, besser auf sich zu achten, um Schlimmeres zu vermeiden. Annehmen, was ist – und nicht bekämpfen, was zu einem gehört. Die Fibromyalgie gehört zu unserem Leben; sperren Sie sie nicht aus, sondern integrieren Sie sie bestmöglich.

Vorsicht, Falle!

Das heißt aber nicht, dass die Krankheit unser Leben beherrschen sollte oder die ach so passende Ausrede und Erklärung für alles ist: »Meine Ehe ist kaputt – die Fibro ist schuld«; »Ich habe keine Freunde mehr, weil ich Fibromyalgie habe«; »Jobmäßig habe ich sowieso keine Aussichten, dank Fibro«; »Meine Bekannten ziehen sich immer mehr zurück, weil ich unter Fibromyalgie leide«; »Durch die Fibromyalgie werde ich immer dicker und unbeweglicher«, »Seit ich unter Fibro leide, gehe ich nicht mehr unter Menschen.« Das sind die Sätze, die jeden Optimismus ersticken und uns als Opfer der Fibro brandmarken, wo wir doch mit ihr GUT leben können. Ein angenehmes und schmerzfreies Leben wird es mit der Fibro sicher nicht geben, aber ein angenommenes, versöhntes Leben ist absolut möglich.

In meinen Vorträgen und im Einzel-Coaching mache ich immer wieder folgende Übung:

»Sagen Sie mir drei Dinge, die Sie noch können! Und wenn Sie drei Dinge gefunden haben, dann nennen Sie mir noch drei Dinge und wenn Sie diese gefunden haben, dann nennen Sie mir noch drei Dinge, bis Sie mir 100 Dinge nennen können, die Sie trotz – oder gerade wegen der Fibromyalgie – noch machen können.«

Es ist einfach immer wieder erstaunlich, wie viele Dinge – nach anfänglichen Startschwierigkeiten – fast alle dann nennen können. Wenn ich meine Klienten sofort nach 100 Dingen fragte, die für sie noch funktionieren, wären alle überfordert. Aber Schritt für Schritt ist das Ziel »100« für fast jeden erreichbar. Wenn Sie früher mindestens zweimal die Woche bis weit nach Mitternacht Ihre Zeit auf Partys verbracht haben, so haben Sie jetzt vielleicht Zeit und Muße, Ihre Mutter im Altenheim zu besuchen. Wo Sie einst zehn Kilometer flotten Schrittes gelaufen sind, gehen Sie heute vielleicht noch fünf oder zwei, langsam, vielleicht sehr langsam, und nehmen dabei die vielen schönen Dinge am Wegesrand viel besser wahr. War es bisher Ihr Ziel, beruflich voranzukommen und Karriere zu machen, genießen Sie es heute, stressfrei Ihre Arbeit in einer reduzierten Stundenzahl zu erledigen. Nicht immer muss man etwas komplett anderes machen, manchmal genügen kleine Veränderungen. Als ich nicht mehr selbst bogenschießen konnte, habe ich meinem Hund beigebracht, verschossene Pfeile zu finden. So kann ich meinen Mann beim Bogenschießen begleiten und mein Hund hat eine Aufgabe, die ihn artgerecht auslastet.

Was der Jakobsweg damit zu tun hat

Sie ahnen es sicher schon: Als ich zu Beginn des Jakobswegs das Schild »Compostela 978 km« las, da war mir schon etwas mulmig. Während des Weges begegnete ich aber sehr vielen Menschen mit sehr viel größeren körperlichen Einschränkungen, die sich nicht unterkriegen ließen. Nie werde ich eine ältere Dame vergessen, die jeden Tag ungefähr zwei Kilometer mit einem Stock lief. Das Gepäck ließ sie sich von Unterkunft zu Unterkunft bringen. Seit ungefähr fünf Jahren lief sie so jedes Jahr mehrmals kleine Abschnitte, wie sie mir erzählte. »Und ich höre erst dann auf, wenn ich mein Ziel erreicht habe«, so ihre ermutigenden Worte. Und so halte ich es auch mit vielen anderen Anforderungen im Leben mit der Fibromyalgie: Wir erreichen unsere Ziele in vielen kleinen, uns angepassten Schritten – und bleiben dabei optimistisch.

10 Erfolge und Ziele

Erfolge – das klingt für von Fibromyalgie Betroffene möglicherweise absurd. Wie soll das gehen, mit einer solchen Beeinträchtigung? Aber ich behaupte, dass es trotzdem möglich ist, sich Erfolgserlebnisse zu verschaffen und Ziele zu erreichen.

Das größte Problem, das ich mit Zielen (welcher Art auch immer) in den frühen Jahren meiner Fibro hatte, war das Festhalten an ihnen in ihrer ursprünglichen Form. Dabei ist der Frust programmiert. Denn: Mein Körper, meine Fitness, meine Form, sie verändern sich, das ist so und damit lebe ich. Damit meine ich nicht die stereotype (und pessimistische) Sichtweise, dass die Fibromyalgie »ja sowieso immer schlimmer« wird, sondern dass wir Fibros grundsätzlich besonders auf unsere Tagesform achten, in uns hineinhorchen sollen, wie wir uns wirklich fühlen. Natürlich ist es oft so, dass Dinge, die wir früher einfach machen konnten, zunehmend schwieriger werden oder schließlich überhaupt nicht mehr durchführbar sind. Aber: Ich gehe nicht fest davon aus, sondern ich schaue, wie es IST, und dann nehme ich das an, was IST, und versuche, mit meinem immer noch vorhandenen »Pfund zu wuchern«, sprich, das zu tun, was ich kann, und immer die Ziele zu definieren und zu erreichen, die für mich realistisch sind.

Ziele dürfen sich ändern

Bei allen Fibromyalgie-Patienten ändern sich Ziele im Laufe der Erkrankung und das soll auch so sein, um Frust möglichst nicht aufkommen zu lassen. Darum sollten Sie Ihre Ziele immer wieder neu (und vor allem immer selbst!) definieren. Fremdbestimmung ist etwas, das uns vielleicht noch mehr schadet als anderen Menschen, bei denen es weniger ins Gewicht fällt, wenn sie sich mal extra verausgaben oder über ihre Grenzen gehen. Nur Sie selbst bestimmen, in welche Ziele Sie Energie investieren möchten und welche für Sie erreichbar sind.

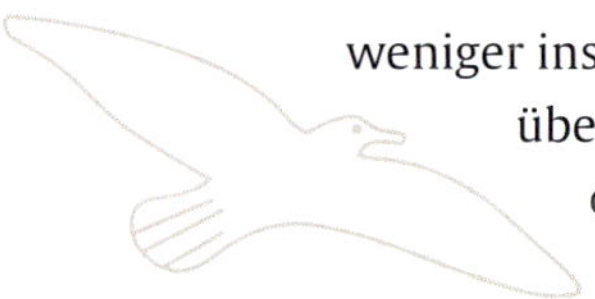

Wenn Sie dann im Prozess sind: Schreiben Sie täglich Ihre Fortschritte auf und verzweifeln Sie nicht, wenn das Ganze stagniert oder auch mal schlechter wird. Vergleichen Sie sich nicht mit anderen und auch nicht mit früheren Leistungen – das bringt Sie nur in eine Negativspirale. Loben Sie sich vielmehr für das, was Sie geschafft haben, und wenn mal einen Tag lang überhaupt nichts geht, verlieren Sie nicht die Überzeugung, dass morgen wieder ein neuer Tag unter anderen und besseren Vorzeichen ist.

Offen für andere und sich selbst

Vielleicht suchen Sie sich ein Hobby, das Sie begeistert und bei dem Sie Ihre (auch noch so kleinen) Ziele erreichen können. Warum nicht etwas ganz Neues ausprobieren, etwas, das Sie schon immer mal tun wollten? Gehen Sie in einen Chor oder suchen Sie sich ein Ehrenamt, das Sie erfüllt, aber nicht belastet. Wenn Sie zum Beispiel regelmäßig ältere Leute im Pflegeheim besuchen, ist die Fibro angesichts von schlimmen Schicksalen unter Umständen leichter zu ertragen. Wir vergleichen uns immer gerne nach oben und legen dabei viel zu viel Gewicht auf das, was wir nicht haben, oder das, was nicht geht. Wenn wir Menschen, denen es schlechter geht als uns, beistehen oder helfen, rückt das unser Weltbild wieder gerade. Außerdem lenkt eine sinnerfüllte Tätigkeit von eigenen Befindlichkeiten ab und veranlasst unser Gehirn, Glückshormone auszuschütten. Ein Ziel könnte es darum immer sein, anderen zu helfen, denen es schlechter geht – ohne Druck, mit kleinen Dingen, ganz nach Ihren Möglichkeiten.

Aber heute ist es leider fast zu einer Art Religion geworden, sich selbst für den Nabel der Welt zu halten: »Ich bin wichtig«, »Ich schaue jetzt mal nur nach mir« – so lauten oft die wohlgemeinten Leitsprüche von Lebensberatern und selbsternannten Therapeuten. Ganz sicher ist es wichtig, achtsam mit sich und den eigenen Bedürfnissen umzugehen, aber wenn wir dabei die Perspektive und den Blick auf unsere Mitmenschen verlieren, schädigt das nicht nur unser soziales Miteinander, sondern letztendlich auch uns selbst. Empathie und Interesse an anderen Menschen und Schicksalen lenken vom eigenen Zustand ab und wir haben die Chance, alle voneinander zu lernen – auch das immer ein lohnendes Ziel.

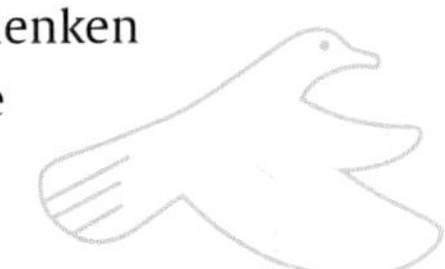

Auch mehr über sich selbst zu erfahren, kann ein sehr lohnendes Ziel sein; nicht im Sinne besagter Nabelschau, sondern für Ihre persönliche Weiterentwicklung oder die Möglichkeit, Ihre Eigenschaften oder Fähigkeiten nutzbringend für andere einzusetzen. Setzen Sie sich doch in einer ruhigen Stunde einmal hin und schreiben Sie mindestens zehn positive Eigenschaften auf, die Sie ausmachen. Sie können vorher auch Freunde und Bekannte interviewen und befragen, wie sie Sie erleben. Sie werden überrascht werden von Eigenschaften, die Sie bis jetzt noch nicht kannten oder immer als so selbstverständlich angesehen haben, dass Sie sie nie so richtig wahrgenommen haben.

Was der Jakobsweg damit zu tun hat

Wenn mir auf meinem Jakobsweg das Etappenziel sehr schwer zu erreichen schien, weil es noch so weit weg war und ich nicht abschätzen konnte, was mich unterwegs noch erwartete, dann habe ich mich schon mal umgedreht und bin ein Stück rückwärtsgelaufen. Unglaublich, was das für eine Wirkung haben kann: Andere Muskeln an den Beinen werden in Anspruch genommen, die Perspektive ändert sich, die »Sichtweise« – im wahrsten Sinne des Wortes. Ich ging dann viel bewusster, weil ich ja eigentlich nicht sah, wohin. Ich kam auch sofort ins Gespräch mit anderen Pilgern, die mich fragten, was ich da mache, und oft ging der eine oder andere dann ein Stück mit mir rückwärts. Die Aussicht, die »Rücksicht«, auf das, was ich an diesem Tag schon alles geschafft hatte, machte mich stolz und motivierte mich, weiterzugehen. Und irgendwie hatte das Ganze auch etwas Kindlich-Verspieltes und diese Leichtigkeit tat sehr gut.

Das war also meine Devise: durchhalten, aushalten, Ziel anvisieren, weitermachen. Rückwärts zu laufen war ein probates Mittel, um das zu schaffen. Aber ich hatte meine Ziele auch im Vorfeld schon ganz bewusst auf das für mich Wesentliche reduziert. Drei Dinge »nur« hatte ich mir vorgenommen:

- *Am Ende ankommen.*
- *Jeden Tag laufen.*
- *Keinen einzigen Kilometer fahren.*

Auf dem Camino habe ich viele verschiedene Menschen mit ganz unterschiedlichen Zielen und Absichten kennengelernt. Von »einen neuen Partner finden« über »zehn Kilo abnehmen« und »die Erleuchtung erlangen« bis »es mir beweisen« (was immer das heißen sollte) war so ziemlich alles dabei. Religiöse Gründe und Motivationen gab es ebenso wie sportliche Gründe, gesundheitliche oder familiäre. Bis auf die religiöse

Motivation spielte für mich nichts davon eine Rolle und meine sehr »abgespeckten« Ziele habe ich erreicht und war sehr froh und stolz, dass ich es geschafft habe, mich auf das für mich Wichtigste zu konzentrieren und diese Herausforderungen zu meistern.

Manche Herausforderungen lösen sich nach meiner Erfahrung auch ganz von selbst und man ist am Ziel, ehe man es sich versieht. Als ich mich aufmachte, erschien mir als die größte Herausforderung nicht der eigentliche Camino, sondern meine Bahnfahrt zum Startpunkt und das Umsteigen am Knotenpunkt »Paris«. Weil ich sehr selten mit der Bahn fahre, ist das Umsteigen auf einem Bahnhof wie Frankfurt bereits eine Herausforderung für mich. In der lauten, hastenden Menge das richtige Gleis in kurzer Zeit zu finden, ist jedes Mal Stress pur. Jetzt musste ich in Paris umsteigen. Wer sich auskennt, weiß, dass Paris nicht einen, sondern mehrere Bahnhöfe hat. Beim Umsteigen musste ich also nicht von einem Gleis zum anderen, sondern mit der Straßenbahn und dem Bus von einem Stadtteil zum anderen. Ohne ein Wort Französisch zu sprechen eine wahre Herausforderung und nicht ganz ohne Risiko, weil ich die Fahrkarten schon gekauft hatte und die Zeit zwischen den Zügen knapp bemessen war. Ich durfte auf keinen Fall durch irgendetwas aufgehalten werden, wenn ich meinen Anschlusszug bekommen wollte.

Doch ich hatte Glück: In Saarbrücken stieg ein etwa 30-jähriger Mann im Anzug in mein Abteil und betrachtete meinen Rucksack mit der obligatorischen Jakobsmuschel. Schnell kamen wir ins Gespräch und der lebhafte Saarländer fragte mich nach meinem Vorhaben. Ich erzählte ihm, dass mir ein wenig bange beim Gedanken an die Pariser Bahnhöfe sei und ich nicht genau wisse, wie ich von einem Bahnhof zum anderen kommen würde. Er schaute meine Bahnkarten an und sagte: »Kein Problem, ich arbeite in Paris und fahre diese Strecke regelmäßig. Wenn Sie möchten, zeige ich Ihnen, wo Sie hinmüssen; es ist auch meine Strecke.« Ich schaute ihn an, als wäre mir ein Engel erschienen, und konnte es fast nicht glauben. In Paris angekommen, manövrierte er mich durch ein unheimlich hektisches Gewusel im Bahnhof. Wir stiegen in einem enormen Tempo vom Zug in eine Straßenbahn und dann in einen Bus – und bevor ich wusste, wie mir geschah, stand ich vor meinem Anschlusszug. Er winkte mir zu und wünschte mir »Buen Camino«. Als ich in meinem Abteil saß, konnte ich mein Glück kaum fassen. Nie im Leben hätte ich mich allein in diesem riesigen Bahnhof mit den unglaublich vielen Menschen zurechtgefunden. Im Nachhinein war das tatsächlich das schwierigste Unterfangen auf dem ganzen Jakobsweg. Im Vorfeld habe ich mir dazu die meisten Gedanken und Sorgen gemacht. Aber auch hier habe ich mein Ziel erreicht, mit ein wenig Glück und Hilfe, so ist das eben auch manchmal …

11 Arbeiten mit der Psyche

Auch wenn die Fibromyalgie nicht zu den psychischen Erkrankungen gehört, haben Fibro-Betroffene häufig mit psychischen Begleiterkrankungen wie Angst- und Panikattacken oder Depressionen zu tun.

Es wird keinen verwundern, wenn sich bei unerklärlichen Symptomen Angst und Panik breitmachen. So war es auch bei mir: Meine (zunächst) unerklärlichen Brustschmerzen versetzten mich jedes Mal wieder in helle Panik. Auch depressive Phasen, die kommen, weil der Schmerz die Kräfte raubt und einen auszuhöhlen scheint, führen bei uns Betroffenen häufig dazu, dass ein normales Leben zunehmend schwierig wird.

Dabei scheiden sich immer noch die Geister an der Frage, ob die Depressionen tatsächlich ein Teil der Erkrankung sind oder ihre Folge. Meiner Erfahrung nach sind sie eher die Folge. In Zeiten, in denen Sie noch nicht wissen, was Sie haben, und von Arzt zu Arzt laufen, wobei Sie ständig »Sie haben nichts« (oder Schlimmeres) hören, kann das allein schon zu depressiven Phasen führen. Haben Sie dann die Diagnose, aber keine Heilungsaussicht, leiden unter Dauerschmerz und ständiger Erschöpfung, ohne dass die Ärzte wirklich helfen können, kann das ebenfalls depressiv stimmen. Um eine echte Depression zu diagnostizieren, müssen aber weitere Symptome gegeben sein – wie zum Beispiel Antriebslosigkeit, die einen signifikant längeren Zeitraum andauert.

Scheuen Sie sich in keinem Fall, die professionelle Unterstützung eines Psychotherapeuten oder Heilpraktikers für Psychotherapie in Anspruch zu nehmen, wenn Sie das Gefühl haben, es sei nötig oder es könne Ihnen helfen. Diese Experten helfen Ihnen bei der Aufdeckung von schädlichen Verhaltensmustern, unterstützen Sie bei der Gestaltung und Umsetzung eines individuellen Therapieplanes und klären biographische Zusammenhänge. Und nicht zuletzt haben sie ein offenes Ohr für alle Ihre Anliegen. So konnte ich etwa einem Klienten durch ein therapeutisches Gespräch helfen (Seite 95) ...

In meiner systemischen Aufstellungsarbeit geht es meistens weniger um schmerzhafte, langwierige Aufarbeitung oder ums Auflösen, sondern um das Annehmen des oft Unvermeidlichen. Es gibt so viele Umstände im Leben, die sich nicht (auf-)lösen lassen – zum Beispiel unsere Herkunftsfamilie und unsere Gene. Wir können unsere Eltern vielleicht verleugnen und uns räumlich und innerlich von ihnen trennen. Das passiert sehr oft: Kontakte werden abgebrochen oder auf Eis gelegt und das führt häufig wiederum zu schmerzhaften und als »künstlich« empfundenen Situationen. Aber ein solches Verhalten ändert nichts an der Tatsache, dass es unsere Eltern ganz genau so, wie sie sind, gibt. Niemand und nichts kann das ändern. Darum ist es viel weniger anstrengend und viel stressfreier, sie anzunehmen, wie sie sind. Das heißt nicht, dass wir alles gutheißen, was war und vielleicht noch ist. Annehmen bedeutet nicht automatisch zustimmen. Annehmen heißt, es hinzunehmen, wie es ist. Nicht mehr und nicht weniger. Annehmen befreit uns von der Vorstellung, etwas aufarbeiten oder ändern zu müssen, was sowieso nicht zu ändern ist, und erspart uns das Gefühl, ständig gegen etwas anzukämpfen oder etwas optimieren zu müssen.

Zweimal hingeschaut

Einmal kam ein Mann zu mir in die Praxis, der scheinbar alles machte, was bei Fibromyalgie von Nutzen ist: Er hatte einen Hund, mit dem er mehrmals täglich draußen in der Natur spazieren ging. Er ging regelmäßig mit seinen Kindern zum Schwimmen, konnte bei seinem Hobby, dem Modellbau, gut entspannen und erzielte wertvolle Erfolge beim Fußballtraining mit Vorschulkindern. Er engagierte sich für den Tierschutz und gönnte sich immer mal wieder eine wohltuende Auszeit mit einer Massage. Auch seine Arbeit war auf den ersten Blick das, was er wollte und gerne machte. Und dennoch schien an irgendeiner Stelle in seinem Leben die Balance nicht wirklich zu stimmen.

Nach mehreren Gesprächen stellte sich heraus, dass er zwar seine Arbeit gerne machte, aber sie ihm doch Stress verursachte und er vor allem keine Perspektive sah: Er konnte sich nicht vorstellen, diese Tätigkeit bis zu seiner Rente noch 20 Jahre lang auszuüben. Dabei hatte er selbst schon die Lösung gefunden, wie und in welche Richtung er sich verändern könnte, hatte es aber bis jetzt nicht gewagt, sie umzusetzen, weil er nicht wusste, wie seine Familie und sein Umfeld reagieren würden. Diese Hürde meisterte er jedoch schnell, nachdem ein klärendes Gespräch ergab, dass alle sich wunderten, dass er nicht schon viel früher seinen Beruf gewechselt hatte. Warum hatte das bloß so lange gedauert? Tja, »Leiden ist leichter als Lösen« – so lautet ein alter Therapeutenspruch.

Annehmen ist höchst förderlich, um Druck zu mindern, was zu der gewünschten Entspannung führt, die alle Fibros so notwendig brauchen, um den Schmerz zu verringern und erträglich zu machen. Wie bei meinen Klientinnen Johanna und Clara (Seite 98):

In einer begleitenden Psychotherapie kann es auch darum gehen, Wege und Strategien aufzuzeigen, wie Sie bislang verborgene Ressourcen entdecken und sie einsetzen, um mit der Erkrankung oder schwierigen Lebenssituationen besser umzugehen. Immer wieder höre ich von Fibromyalgie-Betroffenen jedoch den Satz: »Ich habe doch keinen an der Waffel« – oder so ähnlich. Denken Sie doch mal so: Bei einen Herzinfarkt-Patienten, der begleitende Psychotherapie in Anspruch nimmt, würde keiner daran zweifeln, dass ein Herzinfarkt eine organische Erkrankung ist, und doch würde jeder denken: »Ach, wie gut, dass er oder sie sich auch psychisch stärkt und gut für sich sorgt.« Genau so sollten Sie die Fibromyalgie auch sehen: als eine organische Erkrankung, bei der begleitende Psychotherapie Sie lehren kann, besser und lebenswerter damit zu leben.

Systemaufstellungen und ihr Nutzen

Jeder Mensch ist in verschiedene und oft sehr komplexe Systeme eingebunden. Diese Systeme können Familien, der Freundeskreis oder das berufliche Umfeld sein. Und da, wo es Systeme gibt, kann es auch zu Unstimmigkeiten und Missverständnissen kommen. Manchmal auch deshalb, weil verschiedene Systemmitglieder verschiedene Bilder und Blickwinkel haben, die nicht zusammenpassen.

Als (Familien-)Aufstellung bezeichnet man, wie bereits erwähnt, ein Verfahren, bei dem Personen oder Gegenstände die Angehörigen eines Systems symbolisieren, wie z. B. einer Familie oder eines anderen Systems eines Klienten; sie werden konstellativ angeordnet (gestellt), um Muster, Abhängigkeiten und Beziehungen innerhalb des Systems deutlich zu machen und erkennen zu können.

Ich arbeite bewusst nicht mit Gruppen-Aufstellungen, sondern sehr individuell mit Einzelaufstellungen in geschütztem Rahmen. Das ist genauso effektiv, aber sehr viel persönlicher. Die Aufstellungsarbeit ist ein professionelles Tool, das sich mittlerweile auch im Coaching in Firmen und in der Beratung etabliert hat. Was eine Aufstellung allerdings nicht kann: Ihnen die Zukunft voraussagen! Aber sie kann Sie dabei unterstützen herauszufinden, wohin es Sie zieht und was Sie wirklich möchten in Ihrem Leben.

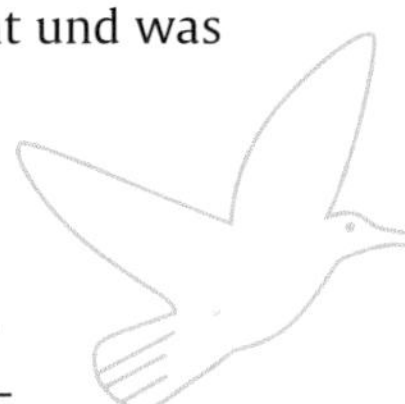

Wenn Klienten zu mir in die Praxis kommen, kläre ich zunächst im Vorgespräch ihr Anliegen sowie mögliche Ziele und führe eine gründliche Anamnese durch. Vorerkrankungen, Behandlungen, Therapien sowie Medikamenteneinnahmen, Lebensereignisse, berufliche Situationen – all das spielt eine Rolle für das Gesamtverständnis. Dann schaue ich mir die familiären Verhältnisse genau an – sowohl in der Herkunftsfamilie als auch in der derzeitigen Familie. Fibromyalgie kommt oft mit einer familiären Häufung vor und hängt oft mit seelischen und körperlichen Schmerzerlebnissen in der Herkunftsfamilie zusammen. Diese Schmerzen verursachen Traumata, die nicht selten von Generation zu Generation weiter- und mitvererbt werden. Wie etwa bei Anna (Seite 100) ...

Ganz wichtig finde ich, dass es in der Aufstellungsarbeit nicht in erster Linie um eine schmerzhafte, langwierige Aufarbeitung geht, sondern um Annahme und Versöhnung: Aufstellungsarbeit ist Versöhnungsarbeit! Sie bringt verborgene Dynamiken ans Tageslicht, Konflikte, dysfunktionale Beziehungsgeflechte, schwere Schicksale und Krankheiten. Es kommt zum Vorschein, welche Bindungen im System herrschen und ob einzelne Personen zur Erhaltung des Status quo massive Einschränkungen in Gesundheit, Leben oder Lebensfreude hinnehmen. Erst wenn diese Konflikte und Dysbalancen ans Tageslicht kommen, können alternative Wege gefunden werden, mit ihnen umzugehen. [12]

Die Last der Mutter

Bei Johanna war die Fibro-Diagnose noch nicht bestätigt, aber sie stand im Raum. Im Laufe der ersten Sitzung und nach einer Aufstellung stellte sich heraus, dass es bei ihr ein Mutter-Thema gab. Ihre Mutter hatte früh geheiratet und ihr Musikstudium zugunsten der Kinder und der Familie aufgegeben. Johanna war die Erstgeborene und hatte schon in jungem Alter Verantwortung für ihre jüngeren Geschwister übernommen bzw. übernehmen müssen, weil ihre Mutter unter Depressionen litt. Unbewusst hatte Johanna die Schuld dafür auf sich genommen.

In der Aufstellung wurde klar, dass sie glaubte, ihre Mutter habe ihretwegen auf den wunderschönen Beruf der Musiklehrerin verzichtet. Aus Schuldbewusstsein hatte sie ihrer Mutter viele Aufgaben abgenommen. Das war auch im Erwachsenenalter so geblieben. Stets sprang Johanna ein, wenn es in der Familie einen Notfall gab, die Oma versorgt werden musste, der Hund nicht mit in den Urlaub konnte oder ihre Mutter nicht einkaufen gehen konnte. Schuldgefühle und Überlastung sorgten bei ihr für zusätzlichen Druck, der sich körperlich bemerkbar machte durch verspannte Schultern, Spannungskopfschmerzen, Überlastungsgefühle und Schlafstörungen.

In einer weiteren Aufstellung und mit einem besonderen Ritual lernte sie, die Aufgaben und Verantwortung, die zu ihrer Mutter gehören, ihrer Mutter zurückzugeben. Das war zuerst ein befremdliches Gefühl für sie. Zusammen erarbeiteten wir, was sie für sich tun konnte, um diese Lücke zu füllen, und entwickelten Strategien, mit denen sie sich von den Aufgaben, die zu ihrer Mutter gehören, entlasten konnte.

Nach einem halben Jahr konnte sie eine deutliche Schmerzreduzierung feststellen. Bei einem Aufenthalt in einer Spezialklinik wurde ihre Fibromyalgie eindeutig festgestellt. Sie hatte inzwischen gelernt, sich mehr Zeit für sich zu nehmen, schloss sich einer Fibromyalgie-Selbsthilfegruppe an und suchte sich eine Teilzeitstelle.

Fibromyalgie als Ausdruck tiefen seelischen Schmerzes

Clara ist 53, Journalistin, ledig und hat keine Kinder. Sie lebte zeitweise in Kanada, und dort wurde vor einiger Zeit Fibromyalgie bei ihr diagnostiziert. Clara ist eine sehr toughe, schlanke, wortgewandte und selbstbewusste Frau. Sie ist Einzelkind, ihre Mutter lebt noch, der Vater ist seit 15 Jahren tot. Clara hat in Indien in spirituellen Wohngemeinschaften gelebt und geht regelmäßig zu Schamanen und Geistheilern. Sie meditiert, praktiziert Yoga, sie bewegt sich regelmäßig und ist seit einem halben Jahr beruflich freigestellt. Finanziell ist sie abgesichert. Sie ist immer auf der Suche nach einem Ort, wo sie zu Hause ist. Zu ihrer Mutter nach Deutschland fliegt sie nur ca. dreimal im Jahr, weil sie sich dazu verpflichtet fühlt.

Sie sprach immer wieder davon, dass sie sich allein fühle und dass etwas zu fehlen scheine. Nach drei Sitzungen konnte sie erzählen, dass sie zwei Geschwister durch Abtreibung verloren hatte. Sie – die jüngste – sollte auch abgetrieben werden. Zweimal hat es ihre Mutter versucht. Clara hatte das am Sterbebett ihres Vaters erfahren. Ihre Mutter wusste nicht, dass Clara davon Kenntnis hatte. Die Tatsache, dass sie hatte abgetrieben werden sollen, war ein unglaubliches Trauma, dem sie sich zu diesem Zeitpunkt hilflos ausgesetzt sah. Dieser große Schmerz wurde noch verstärkt durch den Verlust ihrer zwei älteren Geschwister. Sie betonte zwar, dass sie ihrer Mutter nicht mehr böse sei. Aber dieser Schein trog. Tief in ihrem Inneren gab es diesen riesengroßen Schmerz, die Todesangst und die Hilflosigkeit, die sich in der Fibromyalgie regelrecht körperlich manifestierte. Da Clara diesen Schmerz unterdrückt hatte, in der Welt umhergezogen war, Karriere gemacht hatte, spirituell alles versucht hatte, um ihre innere Zerrissenheit, ihre Schmerzen und ihre Ruhelosigkeit aufzuarbeiten, hatte er sich den Weg über die Fibromyalgie gesucht, um endlich gesehen und erkannt zu werden.

Ich spüre keinen Schmerz

Anna war 36 Jahre alt, groß, sportlich, muskulös, verheiratet und hatte ein Kind. Die Fitnesskauffrau und frühere Basketballerin betrat meine Praxis mit einer sehr präsenten Energie. Bei der gründlichen Anamnese zählte sie ungewöhnlich viele sehr schmerzhafte Erkrankungen auf, die sie seit ihrer Jugend durchgemacht hatte:

- Morbus Ledderhose: schmerzhafte Knoten an Händen und Füßen.
- Trigeminusneuralgie: chronischer Schmerz, der vom Nervus trigeminus, einem der Hirnnerven, ausgeht. Die Erkrankung äußert sich in kurzen, doch sehr heftigen Schmerzattacken. [13]
- Ungewöhnlich lange anhaltende Gürtelrose(n).
- Von Jugend an immer wieder Unfälle und Knochenbrüche. So hatte Anna einen schweren Fahrradunfall gehabt, zwei Autounfälle, war als Kind vom Baum gefallen, als Jugendliche fast ertrunken und bei der Geburt ihres Kindes beinahe gestorben.
- Und vor zwei Monaten schließlich hat sie von ihrem Hausarzt die Diagnose »Fibromyalgie« bekommen.

Was mich stutzig machte, war ihr Satz: »Ich kann Schmerzen sehr gut wegstecken.« Selbst beim Zahnarzt und bei kleineren Eingriffen ließ sie sich nie eine Betäubung geben. Seltsam, denn Schmerzunempfindlichkeit ist bei Fibromyalgie eher ungewöhnlich. Im Gegenteil, wir Fibros empfinden Schmerz eher verstärkt. Es drängte sich mir die Frage auf: »Welcher Schmerz will da ans Licht, welcher Schmerz will da gesehen werden?«

In mehreren Einzelaufstellungen tasteten wir uns an die Geschehnisse in ihrer Herkunftsfamilie heran. Dabei stellte sich heraus, dass ihre Großmutter als Kind schwer misshandelt und missbraucht worden war. Diese Tatsache wurde in der Familie immer totgeschwiegen. Dieser schlimme Schmerz, der nie gezeigt werden durfte und über den niemand ein Wort verlieren durfte, wollte aber beachtet werden. Wie so oft zeigte sich hier Generationen später ein nicht erklärbares Phänomen in Form von Schmerzerkrankungen. In weiteren Sitzungen kam das Schicksal der Großmutter ans Licht und ihr Schmerz und ihr Leid wurden gesehen und gewürdigt. Wichtig war (und ist) hierbei, dass dieser Schmerz bei der Großmutter verbleibt und nicht aufs Neue von der Enkelin übernommen wird. In Familiensystemen geschieht das sehr oft. Diese Übernahme wäre eine solidarische Liebeserklärung an die Großmutter. Das geht manchmal so weit, dass später Geborene aus Liebe zu ihren Ahnen sogar den Tod in Kauf nehmen.

Als Anna klar wurde, dass ihr Schmerz der über zwei Generationen hinweg übernommene Schmerz ihrer Großmutter war, war sie zutiefst betroffen und erschüttert. Ganz behutsam durfte sie nun lernen, den Schmerz, der gar nicht zu ihr gehörte, loszulassen bzw. an ihre Großmutter zurückzugeben. Wenn sie sich diesem Prozess des Anerkennens und Loslassens verweigert, besteht die Gefahr, dass ihre Kinder ihn übernehmen und der Schmerz so erneut weitergegeben wird. Monate nach unseren Aufstellungen rief sie mich an und erzählte mir, wie gut es ihr nun gehe. Sie sei erleichtert und wie neugeboren.

12 Manuelle Therapien & Co.

Für Fibromyalgie-Betroffene ist es in besonderem Maße wichtig, sich gut um den eigenen Körper zu kümmern. Neben selbstgesteuerten Aktivitäten kommen hier auch verschiedene Therapiemaßnahmen infrage, die Erleichterung bringen können.

Mein Fokus in diesem Buch liegt auf aktivierenden Maßnahmen, mit denen Sie besser mit der Fibromyalgie leben können. »Aerobes Ausdauertraining mit maximal 50 Prozent der altersgerecht möglichen Herzfrequenz« – das ist das, was die Forschung uns Fibro-Betroffenen empfiehlt. Bei mir ist das einfacher: »Gehen Sie, dann geht's Ihnen gut«, ist, wie Sie bereits wissen, meine Devise. Rund 10.000 Schritte am Tag in einer der Tagesform angepassten Geschwindigkeit – bei Ihnen ist es vielleicht etwas mehr oder weniger, das beeinträchtigt die wohltuende Wirkung nicht. Ich komme hier noch einmal darauf zurück, weil die »manuellen Therapien« immer wieder in der Kritik stehen, weil sie uns in eine passive Rolle versetzen: Der Therapeut macht etwas mit uns Patienten und wir erdulden (oder genießen) das, was mit uns passiert.

Ich habe dagegen nichts einzuwenden. Die Mischung macht's. Der Volksmund weiß, dass viele Wege nach Rom führen, und es gilt als erwiesen, dass einseitige Therapieansätze bei Fibro einfach viel weniger wirksam sind. Es spricht gar nichts dagegen, sich in die Hände eines kompetenten Therapeuten zu begeben und »etwas mit sich machen zu lassen« – solange Sie sich nicht in die Geisteshaltung »Machen Sie mich doch bitte gesund« hineinbegeben und eigene aktive Maßnahmen über Bord werfen. Ohne aktive Mitarbeit erreichen Sie ganz sicher keine Verbesserung Ihres Befindens – das sollte inzwischen klar sein. Aber warum sollten Sie nicht während einer akuten Krise etwa den Verwöhneffekt von Massagen nutzen? Gut ist, was hilft! [14]

Weiterhin sollten wir auch nicht vergessen, dass Sie auch aktiv mit der Fibro umgehen, wenn Sie sich mit den verschiedenen manuellen Therapien beschäftigen und für sich herausfinden, welche Ihnen guttun und welcher Therapeut Ihnen wirklich weiterhelfen kann.

Zur Linderung der Fibromyalgie-Beschwerden gibt es eine Reihe von manuellen Therapien:

Mögen Sie es warm oder kalt?

Fast allen Fibro-Betroffenen tut Wärme in jeglicher Form gut, wie etwa in der Sauna, bei Öl- oder Hot-Stone-Massagen und beim Auflegen von Wärmekissen oder bei Fangopackungen. Kälte mögen die meisten Fibros eher weniger, wobei die Therapie in einer Kältekammer bei –70 °C meiner Erfahrung nach durchaus schmerzlindernd sein kann. Aber meine Vorliebe ist eindeutig – wenn also die Familie oder Freunde mich fragen, was sie mir schenken können, ist meine Antwort: einen Gutschein für eine wohltuende Massage, am liebsten mit warmem Öl.

Mein Körper, der Resonanzboden

Auch mit Klangschalen-Therapie (im strengen Sinne natürlich keine »echte« manuelle Therapie, aber für mein Gefühl ähnlich genug) habe ich sehr positive Erfahrungen gemacht: Bereits nach einer Anwendung habe ich eine äußerst wohltuende Ruhe und Entspannung empfunden. Bei dieser Therapie werden Klangschalen auf verschiedene Körperregionen gestellt und mit einem Klöppel zum Tönen gebracht. Ganz besonders begeistert war ich, als ich in eine riesige Klangschale hineinstieg und der tiefe dunkle Ton durch meinen ganzen Körper hindurch zu vibrieren schien.

Geschmackssache Akupunktur

Akupunktur (im strengen Sinne natürlich ebenfalls keine »echte« manuelle Therapie) wird in der Regel von Fibro-Betroffenen nicht so sehr gemocht, weil wir alle überdurchschnittlich schmerzempfindlich sind und das Piksen der dünnen Nadeln in die Haut darum als zu unangenehm wahrgenommen wird. Aber ich empfehle: Ausprobieren, denn eine schmerzlindernde, entspannende und die allgemeine Konstitution verbessernde Wirkung ist belegt! Vielleicht ist es ja das Richtige für Sie? Tatsächlich haben einige meiner Klienten sehr gute Erfahrungen damit gemacht. Vielleicht probieren Sie es mal mit Ohr- statt mit Körperakupunktur – die kleinen runden Nadeln piksen kaum beim Setzen und sind häufig »Dauernadeln«, die eine Zeitlang an Ort und Stelle bleiben und so eine längerfristige Wirkung entfalten.

Osteopathie

Auch osteopathische Behandlungen kann ich nur empfehlen. Ich selbst musste hier erst über die Vorstellung eines möglicherweise auftretenden Schmerzreizes bei der Behandlung hinwegkommen, aber die Resultate haben mich komplett überzeugt. Natürlich könne es zwicken, wenn der Therapeut drücke oder ziehe und dabei die Tender Points bearbeite oder verklebte Faszien löse, und auch die Nachwirkungen der Behandlung seien nicht ohne, wenn etwa die aus dem Gewebe gelösten Schlacken schon mal Kopfweh machten, so wurde es mir immer wieder erzählt. Tatsächlich habe ich selbst meinen Therapeuten oft während und auch noch nach der Behandlung verflucht. Langfristig aber steht meiner Erfahrung nach die wohltuende Wirkung im Vordergrund. Natürlich kommt es auch hier darauf an, den richtigen Therapeuten zu finden.

Mein persönlicher Favorit bei der Osteopathie ist eine spezielle Form, die »biodynamische Osteopathie«, auf die mein Osteopath mich gebracht hat. Aus Laiensicht beschrieben funktioniert sie folgendermaßen: Während der Behandlung macht der Therapeut winzig kleine wohltuende »Bewegungen« mit seinen Händen an mir und ich denke: »Der tut ja gar nichts«, weil es sich eher wie Handauflegen anfühlt – und doch bin ich hinterher auf wundersame Weise absolut entspannt und fühle mich irgendwie ganz »heil«. Der Behandlungsweg ist ein viel sanfterer und feinfühligerer als in der klassischen Osteopathie. Es geht um eine behutsame Aktivierung der Selbstheilungskräfte, die dazu beitragen sollen, dass schmerzhafte Strukturen zur Ruhe kommen und sich erholen. Wer mehr dazu wissen will, wird z. B. fündig unter: www.biodynamik-osteopathie.de.

Für was Sie sich auch entscheiden: Den Baustein »manuelle Therapien« sollten Sie für Ihr Konzept zum »guten Leben mit Fibromyalgie« in jedem Fall nutzen. Suchen Sie sich also einen guten Osteopathen, einen versierten Physiotherapeuten oder einen erfahrenen Masseur. Sprechen Sie mit Ihren Therapeuten über Ihre Erkrankung; am besten ist, wenn diese schon Erfahrung damit haben, zumindest aber sollten sie bereit sein, darauf speziell einzugehen oder sich entsprechend weiterzubilden.

Eine kleine Ergänzung in Sachen Kommunikation

Sprechen Sie auch mit Ihrem Zahnarzt und Ihren sonstigen Ärzten über die Fibromyalgie. So ermöglichen Sie den Ärzten, bei den Behandlungen oder bei der Diagnostik darauf Rücksicht zu nehmen. Ich zum Beispiel vertrage die Betäubungen beim Zahnarzt schlecht und reagiere mit Herzklopfen oder Übelkeit. Als ich mir schließlich ein Herz fasste und das thematisierte, war ich völlig überrascht, denn mein Zahnarzt war mir sehr dankbar. Er meinte, er kenne das schon, und nimmt seitdem bei der Dosierung der Betäubungsspritze darauf Rücksicht. Und ich habe einen Angsttermin weniger und wieder ein Stück Lebensqualität gewonnen …

Was der Jakobsweg damit zu tun hat

Neben vielen medizinischen Versorgungsstationen am Camino, wo Pilger sich die obligatorischen Blasen versorgen lassen oder den verstauchten Fuß kühlen und die gereizte Sehne behandeln lassen können, gab es auch Wellness-Angebote. Eine erfrischende Kopf- oder Fußmassage etwa, nicht immer von »Profis«, aber wohltuend allemal. Besonders ist mir die außergewöhnliche Form der Fußpflege mit kleinen Fischen in Erinnerung geblieben. Dabei werden die Füße in eine warme Wanne mit Garra-Rufa-Fischen getaucht, die auch als »Doktorfische« bekannt sind. Die kleinen Saugbarben fressen in ihrem natürlichen Lebensraum normalerweise Plankton, aber wenn davon nichts zu sehen ist, nehmen sie auch gerne mit toten Hautzellen vorlieb, die sie einem von den Füßen knabbern. Das Er-

gebnis waren wunderbar weiche, gut durchblutete Füße und eine ganze ruhige Stunde, verbracht in einem behaglichen Sessel. Die Therapeutin trug anschließend noch eine erfrischende Minzcreme auf – und schon ging es beschwingt weiter.

Als Geheimtipp unter den Pilgern galt eine kleine private Herberge mit Namen »Tio Pepe« – also »Onkel Pepe« –, nicht zu verwechseln mit der bekannten Sherry-Marke. Pepe war der »Pilgervater« und er bot ganz besondere, spirituelle Massagen an. Der fast 80-jährige Spanier nahm dafür ausdrücklich kein Geld. Ich dachte nur: »Endlich nach 500 Kilometern – die erste Massage.« Mein Rücken war durch das ständige Tragen des Rucksacks viel verspannter, als ich dachte. Das merkte ich aber erst, als Pepe meine harte Rückenmuskulatur bearbeitete. Weit spektakulärer aber war das, was er mir danach erzählte. Mit leiser, fast ausdrucksloser Stimme sagte er mir u. a., dass ich eine ganz besondere Aura hätte und mich besonders gut in Menschen und Situationen hineinfühlen könne. Das versetze mich in die Lage zu heilen, aber nicht im medizinischen Sinne, sondern im seelischen Bereich. Meine Verwunderung war groß: Er kannte ja weder meine Ausbildung noch meine Arbeit als Heilpraktikerin für Psychotherapie. Nun ja, überlegte ich mir, vielleicht sagt er das zu jedem, der zu ihm zur Massage kommt. Meine Nachfragen bei anderen Pilgern ergaben aber, dass er bei vielen gar nichts sagte, auf Nachfrage erst recht nicht. Einige bekamen sogar unangenehme Dinge zu hören und wieder andere Dinge, mit denen sie überhaupt nichts anfangen konnten. Ich war glücklich, mich für ein »Auszeit-Bonbon« entschieden zu haben und aus unerwarteter Ecke eine Art Bestätigung erhalten zu haben, dass ich mich auf dem richtigen »Weg« befand …

13 Nahrungsergänzungsmittel

Nahrungsergänzungsmittel können bei Fibromyalgie durchaus wirksam sein – hier heißt es ausprobieren, was einem individuell guttut! Es kann sich lohnen!

Eine der (zunächst) am meisten frustrierenden Erkenntnisse aus meiner Geschichte als Fibro-Betroffene ist diese: Es gibt nach heutigem Stand praktisch keine schulmedizinischen Möglichkeiten, Fibromyalgie dauerhaft und nachhaltig zu behandeln. Und das trägt entscheidend dazu bei, dass diese Erkrankung für uns Fibro-Betroffene so alles beherrschend und für die meisten Ärzte so auffallend »klein und unwichtig« ist. Es gibt natürlich Schmerzmittel (die ja auch im Rahmen der multimodalen Therapie gegeben werden), aber sie schaffen immer nur kurzzeitig Abhilfe und Linderung. Außerdem ist dabei Vorsicht geboten, weil es auch Schmerzmittel gibt, die überhaupt keine Wirkung zeigen (aber wohl den Körper durch ihre Nebenwirkungen schädigen können) oder sogar die Schmerzen noch verschlimmern. Es ging vor einiger Zeit durch die Presse: In den USA sind Tausende

Menschen abhängig von Opiaten, die ihnen als »harmlose« Schmerzmittel bei sehr verschiedenen Indikationen verordnet wurden – darunter sind natürlich auch Fibro-Betroffene. Umso schlimmer ist das, weil die Wirkung von Opiaten bei Fibro umstritten ist und zu der Krankheitsbelastung dann unter Umständen noch eine Sucht hinzukommt. [15] Bei der Einnahme von Schmerzmitteln sprechen Sie darum mit Ihrem Arzt, der sich unbedingt mit Fibromyalgie auskennen muss.

An dieser Stelle werden jetzt viele meiner »Mitstreiter« sicher aufschreien und seufzen, denn Ärzte sind und bleiben für uns ein Reizthema – u.a., weil manche von ihnen Fibromyalgie immer noch für eine erfundene Krankheit von Frauen halten, »die früher in Rente gehen wollen«. Das sind Verletzungen und demütigende Erlebnisse, die hängen bleiben und zutiefst demotivieren.

Ohne jetzt eine Lanze für solche Ärzte brechen zu wollen, die solche oder ähnliche Reaktionen zeigen: Fibromyalgie-Patienten gehören sicherlich zu den »schwierigsten« Patienten. Bei uns ist es nicht mit einem Rezept, einer schnellen Spritze oder einem guten Ratschlag getan. Unser Krankheitsbild ist komplex und zuweilen unübersichtlich, besonders dann, wenn sich noch weitere Erkrankungen wie Arthrose, Rheuma o.ä. dazu gesellen. Ärzte können hier absolut überfordert sein und oft fehlt ihnen auch die Zeit, die für einen Fibromyalgie-Patienten angemessen und notwendig wäre.

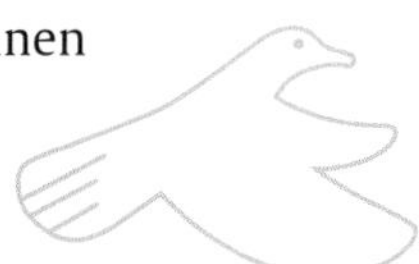

Nach vielen, vielen Jahren Erfahrung mit der Fibromyalgie – meiner eigenen und auch mit der von vielen anderen Betroffen – bin ich heute froh, dass ich es zu etwa 80 Prozent selber in der Hand habe, wie gut es mir geht. Nicht abhängig von fremdbestimmten Therapien zu sein, bedeutet vor allem Freiheit (und auch viel Eigenverantwortung), die ich zu schätzen weiß.

Eben weil es kaum konventionelle und gleichzeitig wirksame Therapien gibt, ist der Markt der wundersamen Pillen, Tinkturen, Nahrungsergänzungsmittel usw. schier unendlich. Da heißt es: »Augen auf«, was man ausprobiert und sich zuführt – sicher ist das eine oder andere Mittel hilfreich und wirksam, aber Scharlatanerie und Geldschneiderei blühen dort auch, und nicht nur im Verborgenen.

Ich habe mich beim Ausprobieren immer auf meinen gesunden Menschenverstand, mein Grundwissen als Heilpraktikerin für Psychotherapie und auf Gespräche und den Austausch mit anderen Betroffenen verlassen. Aber auch deren Empfehlungen habe ich nie unkritisch und ohne sie für mich ganz persönlich zu hinterfragen übernommen. Ich habe das Glück, ein sehr gutes und zuverlässiges Bauchgefühl zu haben (es kooperiert mit dem gesunden Menschenverstand und basiert darum nie ganz allein auf Gefühl) und – fast noch wichtiger – ich habe über die Jahre gelernt, darauf zu hören. Einige komplementärmedizinische Ansätze mit Nahrungsergänzungsmitteln nutze ich inzwischen recht erfolgreich. Ich empfehle Ihnen diese hier und erkläre auch, warum ich sie für wirksam halte. Bitte denken sie aber daran, auch für Sie gilt: »Augen auf«! Was mir hilft, muss nicht Ihnen helfen. Übernehmen Sie nichts unkritisch für sich, sondern recherchieren Sie nach, fühlen Sie sich ein und entscheiden Sie dann, wie Sie der Empfehlung gegenüberstehen.

MSM – organisch gebundener Schwefel

MSM (oder Methylsulfonylmethan) ist eine weiße, geruchlose, etwas bittere, kristalline Substanz, die 34 Prozent Schwefel enthält. Schwefel ist für unseren Körper essenziell, wir können ihn aber nicht selber bilden, sondern er muss mit der Nahrung aufgenommen werden. Auch wenn uns das gelingt (Schwefel ist unter anderem in Eiern, Milch, Fleisch, Fisch, Knoblauch, Zwiebeln und Brokkoli enthalten, aber auch in Mais, Sonnenblumenkernen, Schokolade, Cashew-Kernen, Walnüssen, Mandeln und Sesamsaat), haben wir in bestimmten Situationen (z. B. unter extremer sportlicher Belastung oder bei Erkrankungen) einen erhöhten Bedarf an Schwefel. Methylsulfonylmethan (MSM) ist ein Schwefelspender. Forschungen legen eine antientzündliche, antioxidative sowie eine den Knochenstoffwechsel stimulierende Wirkung nahe. Auch gegen Krebszellen war MSM in In-vitro-Untersuchungen aktiv und führte dort zum gewünschten kontrollierten Zelltod. Man hat MSM auch schon bei Erkrankungen des Bewegungsapparats als Monotherapie oder in Kombination mit anderen Mitteln eingesetzt. Dabei wurden Verbesserungen im Krankheitsbild festgestellt, besonders, wenn MSM mit anderen Anti-Arthrose-Präparaten kombiniert wurde. MSM ist bei Alternativmedizinern auch gegen Rückenschmerzen oder gegen Autoimmunerkrankungen und Stoffwechselstörungen im Einsatz. [16]

Es gibt auch kritische Stimmen zur Einnahme von MSM: Die Studienlage sei nicht ausreichend und die Nebenwirkungen seien nicht ausreichend dokumentiert. Aber ich spreche hier mal nur von mir persönlich: Als ich auf MSM aufmerksam wurde, habe ich mich intensiv mit dem Wirkstoff beschäftigt und kam nicht umhin, mich angesprochen zu fühlen – auch wegen der Stichworte Bewegungsapparat, Autoimmunreaktionen und Stoffwechsel. Und ich lag richtig mit meinem Eindruck und nehme inzwischen MSM schon seit Jahren mit Erfolg ein. Es lindert die Schmerzen in meinen Muskeln und Sehnen und ich spüre eine entgiftende Wirkung. MSM ist kein Medikament, sondern ein Nahrungsergänzungsmittel, dementsprechend können Sie es einfach kaufen, z.B. in Apotheken oder gut sortierten Drogerien, oder online bestellen.

Cannabisöl

Hochwertiges Cannabisöl, das isoliertes Cannabidol (CBD) enthält, können Sie entweder einnehmen oder auf Ihre schmerzenden Körperstellen auftragen. Auf mich wirkt es entspannend und schmerzlindernd; ich habe von anderen gehört, dass sie keine Wirkung spüren. Cannabisöl ist eine (für mich) gut einsetzbare Alternative zum therapeutischen Cannabisgebrauch, der Fibro-Betroffenen von den gesetzlichen Krankenkassen weiterhin vorenthalten wird, obwohl es mehrere Studien gibt, die die schmerzstillende Wirkung von Cannabinoiden sowie einen positiven Einfluss auf die steifen Muskeln bei Fibro belegen. [17]

Der Pferdefuß, den die Rechtsprechung wohl sieht, ist das THC (Tetrahydrocannabinol), der »Suchtfaktor«, der im vollwertigen Cannabis enthalten ist (und der im Cannabisöl mit maximal 0,2 Prozent vorhanden sein darf). Außerdem, und das macht mich noch sprachloser, »begründen allein starke Schmerzen noch keinen Anspruch, und das gilt auch für eine Fibromyalgie« – so der O-Ton des hessischen Landgerichts in Darmstadt zum Thema therapeutischer Cannabisgebrauch. [18]

Cannabis steht auch in anderen Bereichen im Fokus einschlägiger Forschung, die u. a. daran arbeitet, es für bestimmte Epilepsiepatienten als Medikament zuzulassen, und so steht zu hoffen, dass es bald auch in Deutschland vom »Geschmäckle der Droge« befreit wird.

Fibromyalgie und Vitamin-D-Mangel

Noch ein Nahrungsergänzungsmittel (eigentlich ein Hormon), das aus meiner Sicht extrem wichtig und wohltuend sein kann, ist Vitamin D. Auf Vitamin D hat mich mein Osteopath, der auch Heilpraktiker ist, gebracht. Bei einem Termin erzählte er mir, dass er eine Fortbildung zu diesem Thema besucht hatte. Von dort brachte er die Erkenntnis mit, dass nach neuesten Studien eine Ergänzung des Vitamins bei Mangel von bisher 1000 I. E. auf 4000 I.E (25 Mikrogramm bzw. 100 Mikrogramm) täglich empfehlenswert sei (mehr zur Dosierung und den Messeinheiten weiter unten). Das interessierte mich sehr und meine folgenden intensiven Recherchen ergaben, dass es einen direkten Zusammenhang zwischen einer ausgeprägten Symptomatik der Fibromyalgie und einem zu niedrigen Vitamin-D-Status geben könnte.

Ich stieß etwa auf eine Studie von 2014, die die Wirksamkeit von Vitamin-D-Supplementierung bei Schmerz-Patienten mit niedrigen Vitamin-D-Werten untersuchte. Diese Studie bestätigt, dass Menschen mit schweren Schmerzsymptomen und mit Fibromyalgie fast immer besonders niedrige Vitamin-D-Blutwerte haben. An der Studie nahmen 30 Fibromyalgie-Patientinnen mit sehr niedrigen Vitamin-D-Werten teil. Man verabreichte ihnen über einen Zeitraum von 25 Wochen Vitamin D, um hohe Werte zwischen 32 und 48 ng/ml (80–120 nmol/l) zu erreichen. Weitere 30 Patientinnen bildeten eine Placebo-Kontrollgruppe. Die Werte wurden am Ende der Behandlung gemessen und nach weiteren 24 Wochen ohne weitere Vitamin-D-Gaben noch einmal. Eine deutliche Verbesserung der Schmerzsymptomatik wurde festgestellt im Vergleich zur Kontrollgruppe. Gleichzeitig besserte sich der körperliche Zustand der Patientinnen und sie zeigten geringere Abgeschlagenheit und Müdigkeit am Morgen. [19]

UV-Licht lindert Schmerzen

Jetzt war mein Interesse geweckt und ich begann noch tiefer zu graben: Ich entdeckte eine Studie eines Forscherteams der Medizinischen Universität von Gujarat, Indien. Die dortigen Wissenschaftler befassten sich mit der Häufigkeit von Kopfschmerz, Migräne und Fibromyalgie in Regionen mit unterschiedlicher Sonneneinstrahlung. Das Ergebnis verblüffte: Je sonniger das Gebiet, in dem die Betroffenen lebten, desto weniger Schmerzen hatten sie. Wissenschaftler der US-Universität von Wake Forest griffen diese Ergebnisse auf und entwarfen ein Experiment mit UV-Bestrahlung von Fibromyalgie-Patienten auf einer gewöhnlichen Sonnenbank. Auch hier waren deutliche Unterschiede zu einer Kontrollgruppe feststellbar, die zwar auch auf einer Sonnenbank behandelt wurde, aber ohne UV-Anteile im Licht. Zwei Wochen genügten schon für eine Verbesserung der Schmerzsymptomatik, auch das Allgemeinbefinden und die Stimmungslage verbesserten sich massiv. Die Studie wurde fortgesetzt, wobei die nächsten sechs Wochen zu einer weniger massiven, aber dennoch zu einer Verbesserung bei den UV-bestrahlten Patienten führte. Danach waren keine weiteren Fortschritte mehr zu bemerken. [20]

Als Fibro-Betroffener sollten Sie daher in jedem Fall Ihren Vitamin-D-Spiegel bestimmen lassen. Weist die Blutanalyse auf einen Mangel oder einen grenzwertig niedrigen Spiegel hin, sollten Sie in jedem Fall versuchen, den Vitamin-D-Spiegel wieder auf ein gesundes Niveau zu heben. Was mich in meinen Recherchen immer wieder weiter motiviert hat, war auch, dass ich mit der Einnahme von Vitamin D systemisch arbeiten und meinen Körper insgesamt unterstützen kann. Das geht deutlich über eine rein symptomatisch ausgerichtete Therapie hinaus – vielleicht arbeite ich mit Vitamin D an den »Wurzeln« meiner Fibro – wer weiß.

Denn der Tausendsassa Vitamin D ist nicht nur an der Knochen- und Muskelbildung beteiligt, sondern mischt auch im Herz-Kreislauf-System mit, überdies spielt Vitamin D eine Rolle im Immun- sowie Atemsystem. Auch für diverse Gehirnfunktionen ist es wichtig. Vitamin D unterstützt das angeborene Immunsystem und die Produktion von körpereigenen Antibiotika. Für Fibromyalgie-Patienten ist besonders interessant, dass es obendrein auch auf Teile des erworbenen Immunsystems hemmend wirkt und so heftige Immun- und Entzündungsreaktionen verhindern kann.

Also: Erst einmal den Vitamin-D-Spiegel messen und dabei im Auge behalten, dass Ihre Verwertung (Sensitivität für oder Resistenz gegen den Wirkstoff) individuell sein kann. Die richtige Dosis hängt davon und auch von Ihrem Zielwert ab. Ein Spiegel von 30 ng/ml (75 nmol/l) ist die untere Grenze. Tägliches Einnehmen ist meiner Erfahrung nach in der Wirkung der wöchentlichen oder monatlichen Gabe überlegen, dies belegen auch zahlreiche Studien. [21]

Verwirrende Werte

Das Messen bzw. die Interpretation des Wertes, der beim Messen herauskommt, ist nicht ganz einfach. Das liegt vor allem daran, dass verschiedene Labore verschiedene Einheiten zur Angabe des Wertes nutzen, sodass die Befunde oft nicht direkt vergleichbar sind. Zudem sollten Sie darauf achten, dass von den »messbaren« Vitamin-D-Metaboliten (also den zu verstoffwechselnden Vorstufen) auch die richtige gemessen wird – das ist das Calcidiol, eine inaktive Form von Vitamin D_3. Gerne gemessen wird stattdessen Calcitriol, das gemeinhin als die »biologisch aktivste« Vitamin-D-Vorstufe gilt und darum gerne gemessen wird – tatsächlich lässt sich aber Calcidiol sehr viel genauer und zuverlässiger messen. Ich gehe deswegen so genau auf diesen Punkt ein, weil es nicht selbstverständlich ist, dass Ärzte und Therapeuten das auch so genau wissen. Dann gibt es noch mögliche Verwicklungen bei den Messmethoden, die häufig dazu führen, dass der gemessene Wert höher oder niedriger ist.

Achten Sie darauf, dass Sie mit den Messwerten auch Hinweise auf die Methodenspezifik, den Referenzbereich und die Messeinheit bekommen, sonst nützt Ihnen der Wert nicht viel. Denn es gibt dazu auch noch verschiedene zwei Einheiten: zum einen ng/ml (µg/l), aber auch nmol/l (Umrechnungsfaktor: 2,496). Verwirrung ist programmiert, denn ein Wert von 30 bedeutet in der einen Einheit einen guten Vitamin-D-Spiegel, in der anderen Einheit läge ein Mangel vor. [22]

Wann ist man im Mangel?

Ein (beginnender) Mangel wird meist bei Werten kleiner als 30 ng/ml festgestellt. Manche aktuellen Richtlinien zielen sogar auf die Grenze von 20 ng/ml ab – aber Vorsicht, dass ist definitiv sehr niedrig! Als Obergrenze gelten ca. 100 ng/ml. Eine Vergiftung oder Nebenwirkungen durch eine mögliche Vitamin-D-Überdosierung sind bei Werten bis 150 ng/ml nicht zu befürchten. [23]

Viel zu wenig: Wenn etwas fehlt

Karl arbeitet mit seinen 59 Jahren als Altenpfleger. Er ist übergewichtig, nimmt Medikamente wegen hohen Blutdrucks, hat Diabetes, nimmt Antidepressiva sowie Statine wegen zu hohen Cholesterins, hat seit zehn Jahren Rheuma und beim letzten Klinikaufenthalt in einer Schmerzklinik wurde Fibromyalgie bei ihm diagnostiziert. Er war seit sechs Monaten krankgeschrieben, weil seine »Knochenschmerzen«, wie er sie bezeichnet, unerträglich und dauerhaft wurden.

Nach einer gründlichen Anamnese und meinen tiefergehenden Fragen, die er dank seiner medizinischen Vorkenntnisse detailliert und präzise beantworten konnte, fragte ich ihn, ob er seinen Vitamin-D-Spiegel kenne. Er verneinte, das sei doch etwas für kleine Kinder und Schwangere, und außerdem gehe er oft in die Sonne. Ich klärte ihn auf, dass der Körper zur Vitamin-D-Bildung Sonnenlicht zu bestimmten Tageszeiten braucht. Und ab dem fünfzigsten Lebensjahr wird es zunehmend schwieriger (bis unmöglich) für den Organismus, Vitamin D allein durch das Sonnenlicht herzustellen. Bei Karl kam hinzu, dass er durch die verschiedenen Medikamente ein zusätzliches Risiko eines Vitamin-D-Mangels hatte. Nach neuesten Untersuchungen hat jeder zweite Deutsche einen zu niedrigen Vitamin-D-Spiegel. Wie für viele war das auch für ihn eine ganz neue Erkenntnis.

Drei Wochen später teilte er mir telefonisch mit, dass sein Vitamin-D-Spiegel bei viel zu niedrigen 12.7 lag. Sein Hausarzt verschrieb ihm die Höchstdosis von 20.000 i. E. wöchentlich über vier Wochen und danach eine Erhaltungsdosis von 5.000 i. E. Eine Untersuchung nach weiteren sechs Wochen ergab eine minimale Verbesserung. Hier wird wieder einmal deutlich, dass selbst bei einer hohen Dosis an Vitamin D die Verstoffwechselung bei jedem Menschen anders abläuft.

Da in unseren Sitzungen immer wieder in sehr unterschiedlichen Zusammenhängen die Worte »Es fehlt etwas« auftauchten, schlug ich eine Aufstellung der Herkunftsfamilie zur Unterstützung vor. Schon beim Fragen im Vorfeld stellte sich heraus, dass Karl eigentlich ein Zwilling war. Sein Bruder verstarb während oder kurz vor der Geburt. Seine Mutter hatte ihm das lange verschwiegen. Bei Zwillingen ist die geschwisterliche Bindung besonders eng. Verstirbt einer während der Geburt, so ist das für den Überlebenden oft besonders traumatisch.

In der Aufstellung wurde diese große Dramatik sehr deutlich. Karl hatte zudem das Gefühl, am Tode seines Zwillingsbruders mit schuld zu sein bzw. ein schlechtes Gewissen, dass er lebte, aber seinem Bruder das Leben verwehrt wurde. Auch wenn er von seinem Zwillingsbruder erst als Erwachsener erfahren hatte, war das Gefühl, dass »etwas fehlt«, ganz deutlich in seinem Leben für ihn zu spüren. Der Verlust des Bruders war ein großer Schmerz für Karl, der sich unbewusst in seinem Körper als chronischer Schmerz und durch Mangelerscheinungen manifestierte.

Der Gedanke, dass er leben darf und nicht die Schuld am Tod des Zwillings trägt, war zunächst sehr ungewohnt für Karl. Er erfuhr, dass sein toter Zwilling keinen Namen erhalten hatte und wie so viele Sternenkinder (Kinder, die tot auf die Welt kommen) kein eigenes Grab hatte. Er gab daraufhin seinem Bruder den Namen »Aron« und richtete einen Platz auf einem Waldfriedhof für ihn ein, an dem er ihn besuchen und um ihn trauern konnte. Solche Rituale sind sehr hilfreich und heilsam für eine traumatisierte Seele. Sie entlasten, und mit dieser Entlastung geht oft eine Schmerzreduzierung einher. So erging es auch Karl.

In fünf weiteren Sitzungen stellten wir gemeinsam einen Plan auf, wie er mit Bewegung und Entlastung weitere Lebensqualität hinzugewinnen konnte. Seine Schmerzen sind nach mehreren Monaten erträglich geworden und er arbeitete jetzt halbtags, denn sein Beruf bereitete ihm viel Freude und er wollte ihn nicht aufgeben. Nach einem Jahr schließlich lag sein Vitamin-D-Spiegel bei 40.

Denken Sie in jedem Fall immer daran, auf Ihren Körper zu hören! Kümmern Sie sich, informieren Sie sich, gehen Sie langsam und überlegt vor und beurteilen Sie das Ergebnis selbst. Fühlen Sie sich besser? Ich kann nicht für Sie antworten – nur Ihr Körper kann es.

Mein Schlusswort zu diesem Thema: Obwohl ich mich viel an der frischen Luft bewege, mich gesund ernähre und damals 1.000 i. E. (25 Mikrogramm) täglich Vitamin D zusätzlich einnahm, stellte der Rheumatologe bei mir einen zu niedrigen Vitamin D-Spiegel fest. Daraufhin erhöhte ich die Einnahme auf 4.000 i. E. (100 Mikrogramm) täglich. Mit Erfolg: Nach einem halben Jahr haben sich meine Schmerzen weiter reduziert und sind auf einem gleichbleibenden, sehr gut auszuhaltenden Level geblieben.

In meiner Praxis habe ich mit meinem Patienten Karl auch eine kleine »Reise« erlebt, auf der eine Station zur Heilwerdung die Behandlung eines unentdeckten Vitamin-D-Mangels war (Seite 116) …

Es gibt noch weitere Ergänzungsmittel, die mir sehr nützen …

L-Tryptophan

L-Tryptophan ist eine Aminosäure sowie eine Vorstufe des Hormons Serotonin und wirkt Stimmungsschwankungen entgegen. Serotonin ist ein stimmungsregulierendes Hormon, es wirkt aggressionshemmend und angstlindernd. Serotoninmangelt gilt als ursächlich für Depressionen und Angsterkrankungen sowie Stimmungsschwankungen. L-Thrypthohan ist etwa in Cashew-Kernen enthalten. Ich esse oft abends eine Handvoll und glaube, dass sie mir beim Ein- und Durchschlafen helfen, weil ein gesunder Serotoninspiegel nachts auch einen gesunden Melatoninspiegel zur Folge hat, der wiederum für einen erholsamen und ungestörten Schlaf zuständig ist – denn Melatonin ist das Schlafhormon.

Das vergessene Antidepressivum: 5-HTP

5-HTP (5-Hydroxytryptophan, auch Oxitriptan genannt) ist ebenfalls eine Aminosäure und die direkte Vorstufe von Serotonin. 5-HTP hat aus Fibro-Sicht einige Vorteile gegenüber L-Tryptophan, darum gehört es auch hier in meine Liste. Ich stolperte zufällig darüber: Bei einem meiner regelmäßigen Treffen zum fachlichen Austausch mit Kolleginnen erwähnte eine Heilpraktikerin, die früher in einer neurologischen Praxis gearbeitet hatte, dass es in den 1980ern üblich gewesen sei, bei depressiven Erkrankungen einen Wirkstoff namens »5-HTP« zu geben. Das sei inzwischen leider »ganz aus der Mode« gekommen. In den 1970er- und 1980er-Jahren war 5-HTP eine gängige Medikation für Depressionen. Sie wurden jedoch dann von Serotonin-Wiederaufnahme-Hemmern (SSRI) verdrängt. Heute gilt 5-HTP nicht mehr als Medikament, sondern ist als Nahrungsergänzungsmittel im Handel. [24] Das hat natürlich auch Vorteile, weil man sich auf diese Weise nicht mehr extra ein Rezept organisieren muss, sondern 5-HTP eigenverantwortlich ausprobieren kann. Das alles machte mich neugierig. Ich recherchierte also daraufhin und fand dabei heraus, dass 5-HTP alternativmedizinisch tatsächlich auch bei Fibromyalgie und den damit verbundenen Symptomen wie Schlafstörungen, Angstattacken und Kopfschmerzen erfolgreich eingesetzt wird.

Die Wirkung, so die Hypothese, ist darin begründet, dass bei Fibromyalgie häufig ein zu niedriger Serotoninspiegel vorliegt. Das hat man eher »en passant« und im Umkehrschluss herausgefunden, denn Maßnahmen, die den Serotoninspiegel erhöhen, führen häufig zu einer Besserung der Fibro-Beschwerden. Eine Studie, die 1990 im Journal of International Medical Research veröffentlicht wurde, ergab eine Verbesserung klinischen, Parameter der Fibromyalgie durch die Verabreichung von 5-HTP. Die Nebenwirkungen gestalteten sich nur milde und vorübergehend. Im April 1992 veröffentlichten Wissenschaftler von der Universitätsklinik in Mailand Forschungsergebnisse, nach denen bei der Hälfte der Fibromyalgie-Patienten, die dort mit 5-HTP behandelt wurden, innerhalb von 90 Tagen eine Befindlichkeitsverbesserung eintrat, Nebenwirkungen traten nur bei 30 Prozent der Patienten auf.[25]

Der Wirkstoff 5-HTP

5-HTP ist nicht (wie L-Tryptophan) in Lebensmitteln enthalten, sondern wird meist aus der Afrikanischen Schwarzbohne (Griffonia simplicifolia) hergestellt. Die handelsüblichen Produkte enthalten das entsprechende Extrakt. Dabei kommt es entscheidend auf die Qualität des Extraktes an, also darauf, wie hoch sein 5-HTP-Gehalt ist. Achten Sie also beim Kauf genau darauf, wie viel Prozent 5-HTP in dem Extrakt tatsächlich enthalten ist – es ist ein wenig wie mit Schokolade, bei der ja der Kakao-Anteil auch unterschiedlich hoch ist. Es gibt auch Extrakte mit nur 20 bis 25 Prozent 5-HTP. Sprechen Sie die Dosierung auf jeden Fall mit Ihrem Arzt ab, insbesondere, wenn Sie noch andere Medikamente nehmen.[26]

Kombination mit anderen Vitalstoffen

Unter 5-HTP sollten Sie auf eine ausreichende Vitamin B_6- und Zinkversorgung achten, denn diese sind zentral für die enzymatisch gesteuerte Umwandlung von 5-HTP in Serotonin. Generell ist eine gute Versorgung mit allen Vitalstoffen wichtig für Ihr Befinden, denn viele davon haben einen Einfluss auf den Serotoninspiegel (z.B. Vitamin B_{12}, Magnesium, Vitamin C usw.). Eine Beeinträchtigung des Spiegels sollten Sie unbedingt verhindern, um nicht unabsichtlich Ihre Maßnahmen zur Hebung des Serotoninspiegels durch Vernachlässigen anderer Faktoren zunichtezumachen.[27]

Wechselwirkungen mit Medikamenten und mögliche Nebenwirkungen

Insbesondere, wenn Sie schon Medikamente einnehmen, müssen Sie die Einnahme von 5-HTP mit Ihrem Arzt oder Therapeuten abklären, da es Wechselwirkungen geben kann, insbesondere natürlich mit Antidepressiva, aber auch mit Triptanen (Migränemitteln), Parkinsonmedikamenten, manchen Schmerzmitteln und einigen anderen. Wenn Sie an Bluthochdruck, Diabetes oder anderen chronischen Erkrankungen leiden, sollten Sie ebenfalls Rücksprache mit dem Arzt halten, ebenso, wenn Sie an Leber- oder Nierenkrankheiten leiden. Mit starken Nebenwirkungen müssen Sie meiner Erfahrung nach nicht rechnen, vor allem, wenn Sie mit niedrigen Dosen beginnen, diese auf mehrere Einzeldosen pro Tag aufteilen und sie langsam steigern, zu hohe Dosen vermeiden und 5-HTP mit dem Essen einnehmen (zentrum-der-gesundheit.de).

Die Mitochondrien auf Touren bringen

Eine weitere, wie ich finde, hoch interessante These zielt darauf ab, dass Fibromyalgie durch eine »mitochondriale Schwäche« mit verursacht wird. Mitochondrien sind die Generatoren oder Kraftwerke jeder Zelle. Wenn sie nicht optimal funktionieren, werden wir krank, es entstehen Schwächen und Beschwerden. Besonders aktive Organe und Systeme sind davon als erste betroffen, wie zum Beispiel Zellen im Nervensystem und in den Muskeln, weil diese sehr reich an Mitochondrien sind. Mit der Gabe bestimmter Vitalstoffe, also Vitamine, Aminosäuren, Mineralien und auch 5-HTP, lässt sich die Mitochondrien-Aktivität wieder ankurbeln. Das würde erklären, warum die Vitalstoffe bei Fibromyalgie Wirkung zeigen. Wieder gilt:

Finden Sie Ihre individuelle Mischung und lassen Sie sich von einem Fachmann, z. B. einem Internisten, begleiten.

Die Forschung [28] untersucht auch, inwiefern klassische Schmerzmittel und Antidepressiva die Mitochondrien-Aktivität noch weiter reduzieren und dadurch den schlechten Zustand quasi fixieren. Somit wäre Weglassen oder Reduzieren dieser Mittel, wo möglich, ein erster Schritt in die richtige Richtung, um aus dem Teufelskreis wieder herauszufinden. Wer mehr über die sehr wichtige Rolle der Mitochondrien für Gesundheit und insbesondere Zellgesundheit erfahren möchte, dem sei Bruce Liptons Buch »Intelligente Zellen« (2016) empfohlen.

Fazit

Eine Gefahr bei all diesen Nahrungsergänzungsmitteln – der Name sagt es schon, es sind eben nur ergänzende Mittel – sehe ich vor allem darin, dass wir Betroffenen uns darauf stürzen und auf Wunder hoffen. Hier sei es noch einmal in aller Deutlichkeit gesagt: Die gibt es nicht. Es geht immer um das Gesamtpaket, um den individuellen »Therapie-Cocktail«. Der Lebensstil ist die eigentliche Therapie, und das Gesamtkonzept für den Lebensstil, mit dem es sich GUT leben lässt, muss jeder Fibro-Patient für sich anders zusammenzustellen. Dieses individuelle Konzept zu entwickeln, ist eine zeitraubende und oft kniffelige Aufgabe, die unter Umständen Jahre dauert. Natürlich lief auch bei mir sehr viel über »Trial and Error«: Wie viel Bewegung brauche ich, wie viel vertrage ich? Welche Ergänzungsmittel helfen mir und in welcher Dosierung? Gibt es Wechselwirkungen, auf die ich achten muss? Und natürlich ist beim Ausprobieren Vorsicht geboten: Nicht nur, dass man sich nicht unkritisch mit allerhand Ergänzungsmitteln vollstopfen und so womöglich lästige Neben- oder Wechselwirkungen hervorrufen sollte, sondern bei uns Fibro-Betroffenen reicht ja schon eine simple Überanstrengung aus, um für ein paar Tage völlig ausgeschaltet zu sein und wieder einmal eine Lektion auf dem »harten Weg« gelernt zu haben. Fehler müssen wir teurer bezahlen als gesunde Menschen.

Aber auf meinem Reise zum guten Lebensstil habe ich für mich sehr deutlich erkannt, dass wirklich eine große Chance in der eigentlich frustrierenden Erkenntnis liegt, dass die Schulmedizin bei Fibro eben oft nicht gut genug hilft. Zwar sind Einsatz und ein hohes Maß an Selbstmanagement für ein ganzheitliches und systemisches Lebensstilkonzept gefordert, aber es lohnt sich. Gute Erfahrungen habe ich speziell hierbei mit psychotherapeutischer Unterstützung gemacht: Die Reflexion in der Therapie hat mich schneller ans Ziel gebracht und mir geholfen, die für mich richtige Kombination von Therapien schneller zu begreifen.

Denken Sie immer daran: Sie sind der Spezialist für Ihre Krankheit und wissen im tiefsten Inneren, was das Richtige für Sie ist. Dazu ist es jedoch notwendig, dass Sie genau spüren und ergründen, was Ihnen guttut und Ihre Beschwerden lindert.

14 Ernährung

»Du bist, was du isst« – kennen Sie diesen Spruch? Er hat einen ellenlangen Bart, aber das macht ihn nicht weniger wahr. Was wir unserem Körper zuführen, beeinflusst ganz massiv, wie wir uns fühlen.

Immer wieder geht durch die Medien, dass es eine – oder sogar DIE – wirksame Fibromyalgie-Diät gebe. Und wer viel über die Krankheit liest, trifft auch schon mal auf die Aussage, dass die richtige Ernährung Fibromyalgie sogar heilen könne. Dabei gibt es diese »hochwirksame« Diät in den Varianten »vegan«, »glutenfrei«, »basisch«, »vitaminreich« und noch in vielen anderen.

Auch hier besteht die Gefahr, dass man sich hoffnungsvoll auf DIE eine Methode stürzt und bitter enttäuscht wird, wenn es (mal wieder) nichts bringt. Wer sich etwa Druck macht, sich ausschließlich vegan zu ernähren, büßt aus meiner Sicht Lebensqualität ein und verliert ein Stück Vielfalt und Lust am Essen. Der Druck und Stress, der entstehen kann (nicht muss), wenn man so streng mit sich ist, kann kontraproduktiv sein.

Die Kehrseite der Medaille ist natürlich, dass eine ausgewogene Ernährung absolut unterstützend beim Umgang mit der Krankheit wirkt, Übergewicht vorbeugt und einen generell vitaler macht. Eine gesunde Ernährung ersetzt im Fibro-Kontext aber nicht die Entspannung und schon gar nicht die Bewegung. Dazu kommt: Es gibt keine spezielle Fibro-Diät, die für jeden von uns gleich gut wirkt, das zumindest ist meine Erfahrung und die vieler anderer Fibromyalgie-Betroffener. Sie müssen für sich herausfinden, womit Sie sich besser fühlen.

»Ich weiß schon alles!« – Denkste!

Das soll aber auf keinen Fall heißen, dass Ihre Ernährung völlig beliebig ausfallen sollte. Sehr lange war ich der felsenfesten Meinung, ich ernährte mich bereits gesund und die Ernährung habe demnach keinen wesentlichen Einfluss auf mein Wohlbefinden – denn ich merkte keinen Unterschied, wenn ich mal mehr von diesem oder weniger von jenem zu mir nahm. Gut, ich aß sowieso wenig Süßes, ganz einfach, weil ich kein Fan von Kuchen, Gummibärchen und sonstigen Naschereien bin. Fleisch finde ich ebenfalls nicht außergewöhnlich lecker; wenn, dann aß ich am liebsten Geflügel oder etwas anderes Mageres.

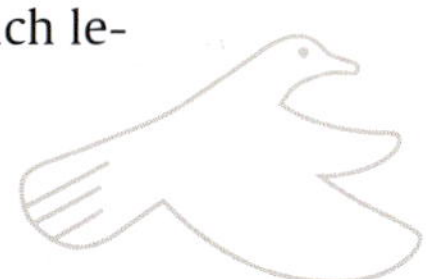

Dann war ich eines Tages – und beinahe wäre ich nicht hingegangen, weil ich mir einbildete, schon so viel über die richtige Ernährung zu wissen – auf einem Vortrag zum Thema »gesunde Ernährung«. Am Ende war ich ein bisschen enttäuscht, nicht wirklich etwas Neues erfahren zu haben. Dann aber wirkten die Vortragsinhalte doch noch nach und ich begann, mein Essverhalten unter die Lupe zu nehmen. So wurde mir bewusst, dass ich zwar nichts Neues gehört hatte, aber sich über die Jahre viele Angewohnheiten eingeschlichen hatten, die weit entfernt von gesunder Ernährung waren.

Also habe ich ab da konsequent:

- nicht mehr als ca. 600 Gramm Fleisch UND Wurst pro Woche gegessen. Eine wirklich kleine Menge, wenn man sie genau abwiegt, vor sich auf dem Tisch liegen sieht und durch acht Tage teilt. Das ist eine Portion, die mein Mann locker an einem Grillabend verputzt.
- fünf Portionen Obst und Gemüse (roh, gekocht oder als Salat) pro Tag zu mir genommen. Hier wiederum habe ich die fünf Portionen (eine Portion = eine Hand voll) völlig unterschätzt. Das ist eine ganz ordentliche Menge, von der ich bis dahin glaubte, sie auch JEDEN Tag zu essen. Weit gefehlt!
- einmal pro Woche mit Fisch gekocht. Auch hier unterlag ich einer Täuschung; als ich begann, sorgfältig mein Ess-Tagebuch zu führen, bemerkte ich, dass es bei uns höchstens zweimal im Monat wirklich eine Fischmahlzeit gab.
- die Kohlenhydrate mit einem Viertel der Tagesration angesetzt, NICHT mit der Hälfte. Zugegeben, daran arbeite ich noch. Das fällt mir sehr schwer, denn Kohlenhydrate machen satt und mich auch zufrieden und glücklich. Doch ich esse jetzt nur noch Dinkelnudeln, Vollkornreis und hochwertige Brotsorten. Wobei ich beim Brot nicht ausschließlich Vollkornsorten esse, weil sie mir morgens zum Beispiel nicht gut bekommen.
- Zusätzlich habe ich mir eine »Körnerdose« mit verschiedenen Samen wie Chiasamen, Sonnenblumenkernen, Sesam, Mohnsamen usw. gefüllt. Ich mische hier immer mal wieder anderes zusammen und probiere gerne aus. Diese Dose steht an meinem Essplatz und ich streue die bunte Mischung über meine Salate, in den Joghurt, über Gemüse, Fisch, esse sie zu Kartoffeln; sie schmeckt auch gut zu Reis und sie gibt sogar den Dinkelnudeln einen tollen Cruncheffekt. Die Körner passen zu Obst und Deftigem gleichermaßen.

- Darüber hinaus esse ich regelmäßig Nüsse – besonders Cashew-Kerne. Sie gehörten bei mir schon immer zum täglichen Speiseplan, aber inzwischen baue ich sie besonders gerne bewusst ein.
- Und: Bei mir gilt Industriezuckerverbot! Aber: ohne Stress! Denn meinen Ab-und-zu-Espresso, den ich gerne stark schwarz und süß mag, trinke ich ganz bewusst MIT Zucker. Auch hier hat mich mein Esstagebuch »erleuchtet«: War ich doch bis dato davon überzeugt, nicht viel Zucker zu mir zu nehmen, erwischte ich mich mit zunehmendem Alter dann doch ab und an z. B. mit einem Apfelstrudel oder im Sommer mit einem Eis. Aber weil ich, wie gesagt, im Vergleich zu vielen anderen Menschen wirklich schon recht spartanisch mit Süßigkeiten umgegangen bin, sagte ich mir, dass ich doch gewiss auch ganz darauf verzichten könnte. Und es funktioniert! Wenn ich jetzt in die Eisdiele gehe, bestelle ich mir einen Obstsalat und werde fast immer mit einem großen, leckeren Mix aus verschiedenen frischen Früchten überrascht, der meist sogar günstiger ist als jedes Eis auf der Karte.
- Zusätzlich zu den im vorigen Kapitel ausgiebig beschriebenen Nahrungsergänzungsmittel nehme ich noch pro Tag eine Kapsel hoch dosierte Hyaluronsäure (500 mg) und eine mit Omega-3-Fischöl (1000 mg).

Wie gesagt: DIE Fibro-Diät ist Humbug, die gibt es nicht. Aber von meiner ursprünglichen Meinung, dass Ernährung so gut wie keinen Einfluss auf die Fibromyalgie hat, bin ich vollständig abgerückt. Nach meiner oben beschriebenen Umstellung bin ich fest davon überzeugt, sehr wohl eine positive Auswirkung zu spüren und in Verbindung mit den anderen Therapiesäulen eine weitere deutliche Verbesserung meines Allgemeinbefindens verzeichnen zu können. Und: Als ein sehr positiver Nebeneffekt ist mein dauererhöhter Cholesterinwert von 310 auf 260 gefallen!

Was der Jakobsweg damit zu tun hat

Für meine Camino-Wanderung habe ich meine Essgewohnheiten sehr »pragmatisch« angepasst … Wo ich im »normalen« Leben großen Wert auf ein üppiges, herzhaftes Frühstück mit Dinkelbrot, Käse, frischer Avocado, Quark mit Kümmel, knackiger Gurke und saftigen Tomaten lege, musste ich mich auf dem Jakobsweg komplett umstellen. Die Spanier machen nämlich, wie viele Südländer, keinen allzu großen Wind um das Frühstück. In den Herbergen bestand es in der Regel aus Weißbrot, Margarine und Marmelade; oftmals war es sogar nur ein in Plastik eingeschweißter, trockener und eher geschmackloser Keks. In einer von Deutschen geführten Herberge gab es einmal zu meiner Freude herzhaftes Bauernbrot, Schinken, Käse und Dauerwurst. Aber das war ein Einzelfall.

Wenn das Frühstück für mich allzu karg ausfiel, dann legte ich unterwegs ein zweites in einer Bar ein. In Spanien sind »Bars« nicht mit unseren »Bars« in Deutschland zu vergleichen, die erst abends öffnen. Es sind eher Kaffeebars, die auch Sandwiches anbieten, die ich dann gerne nahm – möglichst bunt belegt. Untertags auf dem Camino knabberte ich meist nur ein paar Nüsse, trank ganz nach Camino-Art ein bis zwei Milchkaffee und verzehrte die obligatorischen Bananen. Milchkaffee hat den großen Vorteil, dass er durch den großen Milchanteil fast eine Mahlzeit ersetzt, ohne den Magen allzu sehr zu belasten. Bananen konnte man überall kaufen und sie gaben einen schnellen, leichten Energieschub. Es gab kaum einen Pilger, der diesen Pilgersnack nicht im Rucksack hatte. Auf die von vielen Pilgern gepriesene Schokolade und andere Süßigkeiten verzichtete ich jedoch.

Abends gab es überall ein kostengünstiges »Pilgermenü«, das meistens aus Fleisch, ein bisschen Salat oder Gemüse und Pommes frites bestand. Da ich zu den wenigen Menschen zähle, die Pommes frites überhaupt nicht mögen – im Gegensatz zu allen anderen Kartoffelvarianten –, gehörte das Pilgermenü gar nicht zu meinen Favoriten. Es war einseitig, und sobald man anstatt der Pommes eine Alternative bestellen wollte, wurde es richtig teuer. Wo möglich, probierte ich mich durch die regionalen Spezialitäten, aß Tapas in allen Variationen, gekochten Tintenfisch (eine ziemlich glibberige Angelegenheit) und Salat, Salat, Salat. An Gewicht habe ich übrigens trotz der vielen Kilometer nichts verloren. Das leckere Brot mit viel Butter und die Nudelgerichte, die es auch öfter gab, haben das verhindert. Aber abzunehmen war auch nicht mein Ziel – und Hunger hatte ich immer.

Hatte ich zu Beginn des Camino meinen Rucksack noch so reichlich gefüllt, dass eine vierköpfige Familie davon hätte satt werden können – mit Schwarzbrot (von zu Hause!), Obst, Nüssen, einem Liter Wasser, Käse und Salami, so wurde ich mit jedem Tag im wahrsten Sinne des Wortes »leicht-sinniger«. Zum Schluss bestand mein täglicher Proviant aus einer kleinen Flasche Wasser, einer Banane und dem Vertrauen, immer und überall etwas Essbares und Wasser zu bekommen. Und genau so war es auch. So wog mein Rucksack am Ende des Camino vier Kilo weniger als zu Beginn. Wenigstens er hatte also abgenommen …

Ich hatte gelernt, meine »heiligen« Gewohnheiten ein Stück weit loszulassen, natürlich, ohne sofort in total ungesunde und unreflektierte Ernährungsgewohnheiten zu verfallen. Wie gesagt, von Süßem und Zucker ließ ich konsequent die Finger. Sonst habe ich es möglichst »bunt getrieben« und auch versucht, möglichst authentisch, also das, was es vor Ort gab, zu essen. Es hat mir nicht geschadet, im Gegenteil, ich bin nun in der Lage, leichtfüßig und flexibel meine oben beschriebene »Grundlinie« zu verfolgen, ohne dogmatisch und kleinlich sein zu müssen.

15 Achtsamkeit

Achtsamkeit kann bei chronischen Schmerzerkrankungen wie der Fibromyalgie ein wirkungsvoller Ansatzpunkt sein. Wenn Körper und Seele Probleme haben, dann ist es hilfreich, achtsam nach innen zu hören.

Achtsamkeit ist das bewusste Erleben und die wertfreie Wahrnehmung des aktuellen Momentes, mit allem, was dazugehört, wie Gefühlen, Sinneseindrücken, Gedanken, körperlichen Reaktionen. Achtsamkeit braucht Übung und vor allem Stille und Kontemplation. In unserer lauten Welt gibt es kaum noch Orte und Plätze, wo es wirklich still ist. Zudem ist es erst einmal viel leichter sich abzulenken. Fernsehen, PC, Computer, Hobbys, Freizeit, Arbeit, Urlaub, diverse Freizeitbeschäftigungen … »Unternimm doch etwas, sodass du nicht immer daran denkst«, so lautet ein häufiger Rat von Freunden, der Familie, aber leider auch immer wieder von Fachleuten.

Fakt ist: Ablenkung lenkt tatsächlich erst einmal ab. Auf Umwegen, und oft viel massiver, verschafft sich das verdrängte Problem aber jedes Mal doch wieder Zugang zu unserem Bewusstsein – oft durch die Hintertür. Wie ein unliebsamer Besucher, dem wir die

Haustür zuhalten und dem wir den Einlass verwehren, sucht es sich andere Öffnungen, um in unser »Haus« einzudringen. Wenn wir uns mit voller Kraft und ganzer Energie gegen die Haustür stemmen, bindet das Energien, die wir an anderer Stelle vielleicht notwendig brauchen. Es macht müde und strengt an, bereitet Schmerzen und macht Angst. Und wie bei einem ungebetenen Gast ist es auch bei Problemen und Sorgen viel weniger anstrengend, den »Eindringling« erst einmal in Ruhe zur Kenntnis zu nehmen, ihn zu betrachten und ihn nach seinem Anliegen zu fragen. So manch vermeintlicher Ruhestörer brachte schon eine Überraschung, ein Geschenk oder eine unverhoffte Freude ins Haus.

Was der Jakobsweg damit zu tun hat

Der Camino war ein guter Lehrmeister in Sachen Achtsamkeit. Ganz schnell habe ich gelernt, darauf zu achten, was mir guttut, was ich vermeiden muss, wie weit ich gehen kann – im wahrsten Sinne des Wortes. Dazu war es notwendig, dass ich allein ging und ganz bei mir und meinen Bedürfnissen war. Wann brauchte ich Ruhe, wann etwas zu essen, wie langsam oder schnell konnte ich wandern, damit es mir gut geht? Ohne Ablenkung durch Mitpilger konnte ich genau spüren, was mein Körper und meine Seele brauchten. Aus diesem Grund laufe ich auch heute am liebsten jeden Tag mein Wegstück allein durch die Natur. Das ist meine Meditation, und dank Übung sagt mein Körper mir im Laufe der Zeit immer, was notwendig ist.

Das gelingt mir natürlich auch nicht immer, und wenn ich es übertreibe und einmal nicht achtsam bin oder auf die Hinweise reagiere, die ich eigentlich fühlen kann, kommt ein Stopp! von meinem Körper. Oft in Form einer heftigen Erkältung o. Ä., was mich sofort zum Einhalten zwingt. Weil ich diesem Hinweis dann mit Bestimmtheit folge und mich nicht darüber hinwegsetze, muss mein Körper keine größeren Geschütze auffahren. So bin ich jeder Erkrankung dankbar und weiß sie zu schätzen als Erinnerung, dass ich vergessen habe, eine Pause zu machen, mir die notwendige Ruhe zu gönnen oder auch mal einfach abzuschalten – nicht nur körperlich, sondern auch seelisch. Wie oft ärgern wir uns über unnötige Dinge, Worte und Ereignisse. Bei genauem Betrachten ist der Ärger meist einfach nur überflüssig. Bin ich allein und gehe vor mich hin (und bin achtsam in Bewegung), kann ich solche negativen Gedanken loslassen, erfreue mich an Kleinigkeiten am Wegesrand, an einem vorbeihuschenden Reh oder einer unerwarteten Hütte mitten im Wald.

DRITTER TEIL

Spannungs-felder

16 Fibromyalgie und Partnerschaft

Fibromyalgie hat man nicht allein – bei einer chronischen Krankheit, die sich so umfangreich auf den Alltag auswirkt, ist es nicht zu vermeiden, dass der Partner mitbetroffen ist.

Auch ich musste erst lernen, mit diesem Aspekt meiner Erkrankung umzugehen. Tatsächlich handelt es sich um ein wichtiges Thema, das wir nicht aus den Augen verlieren dürfen, damit die Fibro die Partnerbeziehung nicht kleinkriegt … Betrachten wir die Lage in diesem Kapitel also einmal aus der Sicht des Partners.

Der Partner eines Fibromyalgie-Betroffenen sieht sich häufig damit konfrontiert, den Alltag, den Haushalt, die Kinder, die Organisation des täglichen Klein-Kleins, allein bewältigen zu müssen. Häufig kann er auf den kranken Part nicht zählen, immer wieder macht die Krankheit der sorgfältigen Planung einen Strich durch die Rechnung und er muss einspringen, die Lage retten. Natürlich macht er das gern, er sieht ja, dass es Ihnen schlecht geht – aber trotz allem kann man es ihm nicht verdenken, wenn er genervt ist, enttäuscht, wütend, gefrustet, sich alleingelassen und überlastet fühlt.

Ihnen geht es damit auch nicht gut, denn Sie quält das schlechte Gewissen. Schon wieder haben Sie Ihren Partner hängen lassen, können nicht helfen. Vielleicht versuchen Sie es, scheitern daran, es geht Ihnen noch schlechter, der Partner schnauzt sie gar an, Sie mögen doch »den Blödsinn lassen«, er komme schon zurecht – und im Nu ist der schönste Streit im Gange, den eigentlich keiner von beiden wollte.

Gegenseitiges Verständnis ist hier Trumpf. Natürlich ist es leicht, sich zu sagen, ich bin es doch, der/die die schwere und schmerzhafte Krankheit hat, der andere soll sich nicht so haben. Tatsache ist aber, der andere leidet mit und auch der aufopferungsbereiteste Mensch kommt irgendwann an seine Grenzen. Sie sollten daher gemeinsam nach Lösungen suchen, wie Sie den Druck aus der Situation nehmen können. Denn auch Ihr Partner hat Bedürfnisse und braucht Freiraum und Auszeiten.

Hilfe von außen

Eine gute und wichtige Maßnahme ist es, sich Hilfe von außen zu suchen. Ihr Partner ist oft mit dem Alltag allein, umso wichtiger ist es, ihn oder sie von besonders zeitraubenden oder anstrengenden Tätigkeiten zu entlasten. Den Garten kann ein Dienstleister übernehmen, den wöchentlichen Hausputz eine Putzhilfe. Solche »haushaltsnahen Dienstleistungen« sind übrigens steuerlich absetzbar. Für die Kinder, so vorhanden, sollten Sie bei Bedarf auf eine Betreuung zurückgreifen können – ob das nun Oma und Opa sind, ein Au-pair oder das Nachbarsmädchen, das gerne babysittet.

Mit solcher Unterstützung können Sie sich Freiräume erarbeiten. Diese sollte übrigens Ihr Partner auch für sich nutzen können. Das ist sogar sehr wichtig. Sie sind krank und können vieles nicht machen, woran Ihr Partner möglicherweise Freude hat. Das darf aber nicht bedeuten, dass Ihr Partner diese Dinge auch nicht mehr tun kann. Ob Radtour, Fußballtraining, Fitnessstudio, Klettergarten oder Kampfsport – Ihr Partner muss die Chance haben, seinen Interessen weiter nachzugehen. Natürlich kann es frustrierend sein, selbst mit einem Schmerzschub auf dem Sofa zu liegen, wenn der Partner loszieht, aber machen wir uns nichts vor: Die Schmerzen hören nicht auf, wenn der andere zuhause bleibt, und man muss auch gönnen können. Was haben Sie letztlich davon, wenn er keinen Ausgleich mehr hat und immer frustrierter und unzufriedener wird? Daraus entwickelt sich nur eine Negativspirale mit Streit und Stress.

Frust statt Lust im Bett

Sexualität ist ein wichtiger Teil jeder Partnerschaft. Aber auch sie kann unter der Fibromyalgie leiden – denn bei einem schmerzhaften Fibromyalgieschub möchte man alles, aber sicher nicht angefasst werden. Sex? Im Leben nicht! So wird ein schönes Stündchen zu zweit schnell zu einem großen Frust für beide statt zu einer Kraftquelle, an der Sie beide auftanken können.

Auch wenn es nichts mit ihm zu tun hat, ist es nur natürlich, dass der Partner dies als Zurückweisung empfindet. Dieses Thema muss offen diskutiert werden und es muss immer wieder klargestellt werden, dass die Situation nichts mit mangelnder Liebe oder Lust zu tun hat, sondern eben mit der Krankheit und ihren unangenehmen Auswirkungen. Es gilt: reden, reden, reden. Versuchen Sie, Lösungen zu finden – was geht vielleicht trotz der aktuellen Situation, wie können Sie sonst noch Zweisamkeit erleben, wie können die Bedürfnisse jedes Partners befriedigt werden? Hier muss jedes Paar seinen eigenen Weg finden.

Die guten Zeiten besonders genießen

Leugnen hat ja keinen Zweck: Die Fibromyalgie ist da, aber sie sollte nicht alles in Ihrem Leben beherrschen. Konzentrieren Sie sich also auf die guten oder die etwas besseren Momente, in denen die Beschwerden weniger spürbar sind, und machen Sie aus diesen das Beste. Tun Sie, was Ihnen beiden Freude macht – besuchen Sie eine Theatervorstellung, unternehmen Sie eine Radtour, vereinbaren Sie ein Dinner mit guten Freunden, finden Sie Wege, das meiste aus den guten Phasen herauszuholen.

Achten Sie darauf, Ihrem Partner liebevoll zu begegnen – er kann nichts dafür, dass Sie krank sind und er gesund ist. Er tut sein Bestes, und er ist nur ein Mensch. Bleiben Sie als Paar in Kontakt mit dem anderen und mit Ihren und seinen Gefühlen. Achten Sie auf eine gute Gesprächskultur, artikulieren Sie Ihre Bedürfnisse und hören Sie auch Ihrem Partner zu. Eine gute Beziehung fällt Ihnen nicht in den Schoß – sie will erarbeitet und gepflegt werden, und das gilt für Partnerschaften, die durch eine Krankheit belastet sind, umso mehr.

Respekt ist ebenfalls ein wichtiges Stichwort, für beide Seiten: Es ist nun einmal so, dass die Fibromyalgie viele Aktivitäten einschränkt, und so sind Schuldzuweisungen total fehl am Platze. Sie haben sich das nicht ausgesucht. Umgekehrt sollten Sie natürlich den Einsatz Ihres Partners zu schätzen wissen. [29]

Sie sind das beste Trostpflaster

So verständnisvoll und achtsam miteinander umzugehen, schafft Geborgenheit und das Stresslevel für alle Beteiligten und in der Beziehung sinkt. Darüber ist der Partner ein gut geschulter Beobachter, der frühzeitig Fehl- und Schonhaltungen sowie typische Fibromyalgie-Symptome (die von den Betroffenen zu diesem Zeitpunkt vielleicht selbst noch ignoriert werden) erkennt. Er kann also doppelt helfen: An guten Tagen ermutigt und unterstützt er Sie dabei, hilfreiches Verhalten zu üben, und an schlechten Tagen motiviert er Sie, Hilfe anzunehmen.

Aber auch das birgt gewisse Fallstricke, wie ich nicht nur aus eigener Erfahrung weiß: Denn allzu offensiv sollte Fürsorge auch nicht sein – das kann den Leidensdruck vergrößern. Dazu gibt es ein spannendes, kleines Experiment aus der Fibro-Forschung: Weibliche Fibro-Patienten sollten ein gleichmäßig beschmutztes Fenster putzen, während ihr Lebenspartner dabei aufmerksam zuschaute. Der Hintergrund: Saubermachen ist eine Alltagstätigkeit, die nicht nur lästig und anstrengend ist, sondern für die meisten Fibromyalgie-Patienten auch schmerzhaft. Sie ist einerseits mit Bewegungen verbunden, die leichtfallen, während andere mit größerer Wahrscheinlichkeit schmerzhaft sind. Fensterputzen ist speziell, weil es eine Vielfalt von Belastungen auf relativ engem Raum konzentriert; das sind ideale Bedingungen für experimentelle Beobachtungen.

Im Experiment ergab sich Folgendes: Hielt der Partner sich raus und blieb unbeteiligter Beobachter, traten bei den Probandinnen bei einigen Bewegungen und an manchen Putzstellen vorhersehbar Schmerzen auf. Half der Partner dagegen bei besonders schwierigen Passagen (die er meist mühelos sah bzw. erahnen konnte), fühlten die Frauen sich deutlich entlastet. Drängte der Partner seine Unterstützung aber schon bei den allerersten Schmerzanzeichen in Körperhaltung oder Mimik auf, wurde der Leidensdruck maximal groß. Ein vielleicht überraschendes Ergebnis: Nicht der »ignorante«, tatenlos zuschauende, Partner, sondern der aufdringlich-einfühlsame und über-fürsorgliche verstärkte den Leidensdruck am meisten! Die effektivste Schmerzentlastung erlebten die Betroffenen, deren Partner Unterstützung nur dann leisteten, wenn sie wirklich angezeigt war. Also gilt für Partner: Halten Sie sich ein wenig zurück.

Ein Beispiel dafür, wie es besser nicht laufen sollte, liefert die Geschichte meiner Klientin Mia (Seite 141).

Die Psychologie nennt einen solchen Effekt »Fehlinterpretation sozialer Zuwendung«. Nach außen hin sichtbare Schmerzen wecken die Fürsorge des Partners, der sofort seine Hilfe anbietet und damit die ersehnte, stressreduzierende »soziale Zuwendung« gewährt. Das hat dann leider auch einen Lerneffekt. Die Patienten verinnerlichen: Erkennbares Leiden ruft soziale Zuwendung hervor. Ein überhaupt nicht hilfreicher Fehlschluss, der letztendlich die Leidensintensität verstärkt, denn sichtbar gemachte oder anschaulich geschilderte Schmerzen werden immer als besonders intensiv empfunden.

Lebenspartner und Familienmitglieder sollten deshalb aber nicht ihre soziale Zuwendung zurücknehmen, denn Fürsorge und Geborgenheit reduzieren Stress und dienen der Schmerzprävention. Nur die Verknüpfung zwischen Schmerzen und Zuwendung ist fatal, und darum sollten Sie diese unbedingt vermeiden. Eine gute Möglichkeit ist z.B., die Schmerz provozierende Tätigkeiten nicht abzubrechen oder vollständig zu übernehmen, sondern sie gemeinsam zu beenden.

Eine Empfehlung zum Schluss: Nicht schlechte Tage mit Besuchen belohnen, sondern an guten Tagen gemeinsam etwas unternehmen! [30]

Primärer und sekundärer Krankheitsgewinn

Es lohnt sich, ein besonderes Augenmerk auf den primären bzw. sekundären Krankheitsgewinn zu legen. Der primäre Krankheitsgewinn (oder auch innere Krankheitsgewinn) besteht in Vorteilen, die der Betroffene aus seiner Erkrankung und den sich daraus ergebenden Symptomen zieht; z.B. hat der Fibromyalgie-Betroffene durch seine Krankheit die Möglichkeit, Situationen, die von ihm als unangenehm empfunden werden, oder gar Konflikte zu vermeiden. Er muss nicht zur Arbeit, »darf« den ganzen Tag auf der Couch liegen oder kann den Gang ins Sportstudio schwänzen. Auch schwierige Entscheidungen können wir Fibros oft einfach vertagen: Wir erleben unsere Symptome dann zwar als unangenehm und schmerzhaft, »genießen« im Gegenzug jedoch eine »Schonfrist«, die uns davon beurlaubt, sofort eine schwierige oder konfliktträchtige Entscheidung treffen zu müssen.

Problematisch ist dieser Zusammenhang, wenn uns Symptome unbewusst dazu dienen, unangenehmen Situationen oder Konflikten aus dem Weg zu gehen. Typisch dafür wäre etwa, dass wir »plötzlich« vor einer anstehenden Prüfung oder einer stressigen Familienfeier einen Schmerzschub bekommen. Häufig erkennen wir diesen Konflikt erst gar nicht als solchen, wir stellen den Zusammenhang zwischen Konflikt und Krankheitssymptomen nicht her. Wenn er immer unbewusst bleibt, finden wir nie aus dieser »Schleife« heraus und lernen nicht, dass wir unsere Konflikte auch anders und konstruktiver lösen können. Damit das funktioniert, müssen wir uns ehrlich reflektieren und uns bewusst für die Erkenntnis öffnen, dass wir unsere Krankheit unbewusst instrumentalisieren.

Von »sekundärem Krankheitsgewinn« (auch äußerer Krankheitsgewinn) sprechen wir, wenn wir die direkten Vorteile meinen, die kranke Menschen aus bestehenden Symptomen ziehen können: wenn uns der Partner, die Familie oder Freunde mehr Aufmerksamkeit und Beachtung schenken oder uns ermutigen, im Bett zu bleiben, damit sie uns verwöhnen können. [31]

Das sind sicher Spannungsfelder, die für unsere Partnerbeziehungen eine große Rolle spielen. Wie wir im Einzelnen damit umgehen, müssen wir als Paar individuell herausfinden – entscheidend dafür, dass wir das auf konstruktive Weise tun, ist, dass wir uns diese Zusammenhänge bewusstmachen und offen mit unseren Bedürfnissen und Wünschen, aber auch mit unseren Fehlern umgehen.

Ich mache alles für dich

Mia war 40 Jahre alt, eine sehr zarte, durchscheinende, kleine Frau, die sehr viel jünger aussah. Sie hatte eine sanfte, kaum hörbare Stimme und einen scheuen, etwas verhuschten, Blick, der immer wieder hilfesuchend zu ihrem Mann Niklas hinüberglitt. Er – das ist ungewöhnlich – begleitete sie bei den Terminen. Seit Jahren ging sie von einem Arzt zum anderen, mit undefinierbaren Beschwerden wie Schwindel, Kopfweh, Muskelschmerzen, Kraftlosigkeit und Dauermüdigkeit. Arbeiten konnte sie schon seit Jahren nicht mehr. Mia und Stefan waren kinderlos. »Das wollte ich meiner Frau nicht zumuten«, sagte Niklas dazu. Vonseiten der Ärzte stand einer Schwangerschaft allerdings wohl nie etwas im Weg.

Die Sitzungen gestalteten sich kompliziert, da Niklas immer wieder die Fragen für Mia beantwortete, Termine absagte, weil es ihr nicht gutging, und seine Frau während der Sitzungen oft mit Getränken und Schmerzmitteln versorgte. Nach der dritten Sitzung hatte ich das Gefühl, dass wir so nicht weiterkämen. Ich bat Mia, den nächsten Termin ohne ihren Mann wahrzunehmen. Das aber lehnte er rigoros ab.

Ein halbes Jahr später bat Mia um einen neuen Termin. Es gehe ihr nicht besonders gut, so begann sie, sie machte einen angegriffenen Eindruck. Ihr Mann wisse nichts von dem Termin. Im Laufe der nächsten Sitzungen stellte sich heraus, dass Niklas einen Lebenssinn darin sah, es ihr so schön wie möglich zu machen. Die Fibromyalgie war zum Ersatzkind und Mittelpunkt ihres Lebens geworden. Alles drehte sich um Mias Befinden – dabei konnte er sozusagen zum »Superhelden« werden, weil er ihr alles abnahm und ihr alle Stolpersteine aus dem Weg räumte. Als ich ihr die Frage stellte, was geschehen würde, wenn sie von der Fibromyalgie geheilt wäre, antwortete sie mir nach ganz kurzem Nachdenken: »Dann würde Niklas mich verlassen.« Im ersten Moment konnte sie selbst nicht glauben, was sie sagte. Sie hat keine weiteren Termine mehr wahrgenommen.

Was der Jakobsweg damit zu tun hat

Als ich anfing, meinen ganz persönlichen Jakobsweg zu planen, fand ich die Idee, ihn vor unserer Haustür aus zu starten, besonders reizvoll. Da dies aber meinen zeitlichen Rahmen von sechs Wochen bei weitem gesprengt hätte, musste ich mich leider von dieser Idee verabschieden. Doch dann hatte ich den Einfall, zumindest symbolisch zu Fuß von zu Hause aus zu starten – indem ich den Weg in den drei Kilometer entfernt gelegenen Nachbarort zum Bahnhof laufen würde.

Wie überrascht war ich, als meine Schwester mir vorschlug, mich auf dieser allerersten Etappe zu begleiten. Mein Mann konnte seinen Dienst tauschen und schloss sich ebenfalls an, und so startete ich am 30. März 2012 morgens um 4.30 Uhr begleitet von meinen Lieben. Als wir im Dunkeln durch unser stilles Dorf liefen, kamen wir auch am Haus unserer Freunde vorbei – und wie gerührt war ich, als ich sah, dass ein großes weißes Tuch mit den Worten »Buen Camino« auf ihrem Balkon hing.

Am Tag zuvor hatte mir meine Mutter einen Brief geschickt, in dem sich eine Karte mit dem Aufdruck »Mache Dich auf den Weg und Du erfährst das Leben« befand, die meinem (2010 verstorbenen) Vater gehört hatte. Diese Karte hatte sie bei seinen Unterlagen gefunden und mir mit den besten Segenswünschen mit auf den Camino gegeben.

2012 hatte ich nur ein einfaches Handy und Facebook war noch kein Thema für mich. Mit meiner Familie hatte ich vereinbart, dass ich mich alle paar Tage telefonisch bzw. per SMS melden würde, um sie über meine Fortschritte auf dem Laufenden zu halten. Unser Sohn hatte sich eine Karte des Camino besorgt und sie zuhause aufgehängt; sobald er Nachricht von meinem Standort erhielt, zeichnete er ihn auf der Karte ein. So wurden meine täglichen Etappen und Fortschritte auf ganz »altmodische« Weise dokumentiert.

Auf meinem Weg hatte ich mir vorgenommen, jeden Tag für ein besonderes Anliegen oder für einen besonderen Menschen zu laufen. Unterwegs etwa erfuhr ich, dass ein guter Freund von uns schwer mit dem Fahrrad gestürzt und mit dem Hubschrauber in die nächstgelegene Uniklinik geflogen worden war. An diesem Tag lief ich den Weg für ihn. An einem anderen Tag für unsere Kinder, für meine Arbeit oder meinen verstorbenen Papa, der den Camino so gerne noch gegangen wäre, an wieder anderen Tagen für unsere Ehe oder ein Anliegen, um das mich meine Freundin bat.

Das entspricht im Wesentlichen dem, was ich oben schon schrieb: Ich fühlte mich – von meinem Mann und von meinen anderen Lieben – in genau dem richtigen Maße unterstützt. Sie bevormundeten mich nicht, aber gaben mir zu verstehen, dass sie bei mir waren und (im Geiste) sein würden, und dass sie an mich glaubten.

17 Fibromyalgie als Behinderung

Behinderung? Aber ja: Nach deutschem Recht kann eine chronische Erkrankung durchaus eine Behinderung darstellen, wenn ihre Auswirkungen für den Betroffenen Einschränkungen in seinem Leben mit sich bringen.

Bisher hat nur ein ganz geringer Teil der Fibromyalgie-Erkrankten, die es versucht haben, einen sogenannten Grad der Behinderung (GdB) erhalten – und wenn, dann meist nur einen niedrigen von 30 Prozent. Und wenn das gelang, dann meistens im Zusammenhang mit weiteren Erkrankungen wie Rheuma, die der Diagnose zusätzliches »Gewicht« gaben.

Die aktuelle Rechtslage in Deutschland gibt einen Hinweis darauf, warum es für uns Fibros so schwierig ist, diese wünschenswerte Anerkennung einer Behinderung zu bekommen. Ohne Sie langweilen zu wollen, hier ein kurzer Blick auf die rechtlichen Grundlagen, die dafür mitverantwortlich sind:

Für das Feststellen eines Grades von Behinderung werden die sogenannte Versorgungsmedizin-Verordnung (VersMedV) und die »versorgungsmedizinischen Grundsätze« herangezogen, wobei Letztere hier von größerem Interesse sind, denn diese Grundsätze bilden einen Katalog, in dem körperliche Funktionseinschränkungen bei Patienten ausführlich dokumentiert sind. »Zusammenhängende körperliche Funktionssysteme« müssen bei betroffenen Menschen zur Feststellung eines GdB eingeschränkt sein; das sind etwa das Gehirn einschließlich der Psyche, Augen, Ohren, Atmung, Herz-Kreislauf, Verdauung, Harnorgane, Geschlechtsapparat, Haut, Muskeln, das Blut einschließlich des blutbildenden Gewebes und Immunsystem, innere Sekretion und Stoffwechsel, Arme, Beine und Rumpf. Diese versorgungsmedizinischen Grundsätze werden auf wissenschaftlicher Basis durch die Forschung erstellt, aktualisiert und weiterentwickelt. Der Rechtsapparat, also Verwaltung und Gerichte, sind an sie gebunden.

Grad der Behinderung (GdB) bei Fibromyalgie

Die Fibromyalgie wird in den versorgungsmedizinischen Grundsätzen ausdrücklich erwähnt, und zwar im Abschnitt 18 (Haltungs- und Bewegungsorgane, rheumatische Krankheiten). Hier ist der Fibromyalgie jedoch direkt kein Grad der Behinderung zugeordnet. Soll ein solcher doch anerkannt werden, muss er im Fall der Fibromyalgie also nach den Umständen des Einzelfalls für jeden Patienten ermittelt werden.

In den versorgungsmedizinischen Grundsätzen steht hierzu: »Die Fibromyalgie […] und ähnliche Syndrome sind jeweils im Einzelfall entsprechend den funktionellen Auswirkungen analog zu beurteilen.« Dass das Ausmaß einer solchen Funktionsbeeinträchtigung unter Berücksichtigung der jeweiligen Organbeteiligung und der Gesamtauswirkungen auf den allgemeinen Zustand geprüft werden muss, ist inzwischen durch eine Vielzahl von Gerichtsurteilen, etwa des Landessozialgerichts Nordrhein-Westfalen, bestätigt. Wenn Sie sich informieren möchten, hier ein paar Aktenzeichen:

- LSG Nordrhein-Westfalen – Urteil vom 09.02.2005 – L 10 SB 167/01
- Dito – Urteil vom 28.11.2000 – L 6 SB 46/98
- Dito – Urteil vom 03.06.2009 – L 6 SB 134/08
- Dito – Urteil LSG München, Urteil v. 21.03.2018 – L 13 R 211/16 [32]

»Positiv« aus der Reihe tanzt eine Beurteilung des Bayerischen Landessozialgerichts, das in einem 2011 ergangenen Urteil (28.02.2011 – L 16 SB 152/09) bei einem Fibro-Patienten einen Gesamt-Grad der Behinderung (GdB) von 50 Prozent feststellte. Bevor Sie nun in Jubel ausbrechen: In diesem Urteil des LSG München (L 13 R 211/16) werden sehr hohe Anforderungen an die anzuführenden Beweise gestellt. Falls Sie planen, in einen Rechtsstreit einzusteigen, zeigen Sie Ihrem Anwalt die o. g. Urteile (ein Fachanwalt für Medizinrecht sollte die Anforderungen sowieso schon kennen). Die 50 Prozent sind darum von Bedeutung, weil sie die »magische« Schwelle zu einer Schwerbehinderung darstellen. Sie ist im vorliegenden Urteil zum ersten Mal quasi »wegweisend« offiziell festgestellt worden. Das ist auch darum interessant, weil bestimmte (materielle) Nachteilsausgleiche, die Menschen mit Behinderungen das Leben erträglicher machen, eben erst ab dieser 50-Prozent-Grenze gewährt werden.

Gar nicht zu vernachlässigen sind allerdings auch die psychischen Implikationen, wenn bei Fibromyalgie ein Grad der Behinderung anerkannt wird. Wer schon auf der Suche nach der richtigen Diagnose eine Ärzte-Odyssee hinter sich gebracht hat und vielleicht mit unqualifizierten Äußerungen der Kategorie »Sie arbeiten wohl an Ihrer persönlichen Vorruhestandsregelung« o. Ä. konfrontiert war, für den ist es (traurig, aber wahr) eine Art »Ritterschlag«, wenn seine Einschränkungen durch die Fibromyalgie »offiziell« anerkannt werden.

Diesen Weg habe ich eingeschlagen …

2019 habe ich beschlossen, das Thema GdB für mich ebenfalls anzugehen, und habe im November einen Antrag auf Feststellung einer Behinderung gestellt – und zwar allein auf Basis der Diagnose »Fibromyalgie«. Anfang Februar 2020 wurde mir per Feststellungsbescheid folgendes mitgeteilt: »Ihr Grad der Behinderung (GdB) beträgt 30 Prozent – unbefristet.« Die Begründung lautete: »Der GdB bemisst sich nach den Auswirkungen aller vorliegenden Gesundheitsstörungen und der damit verbundenen Beeinträchtigung der Teilhabe am Leben in der Gesellschaft. Es wird von folgender Beeinträchtigung ausgegangen: Nicht entzündliche Erkrankung der Weichteile (Fibromyalgie).«

Trotz der knochentrockenen Formulierung ist das angesichts der Tatsache, dass vielen Betroffenen »nur« aufgrund der Fibromyalgie ein Grad der Behinderung verweigert wird, für mich ein Erfolg auf ganzer Linie. Zwar kann ich mir für die 30 Prozent »nichts kaufen«, aber es ist ein entscheidender Schritt in Richtung Anerkennung dieser Erkrankung.

Tipps für die Antragstellung

»Unterwegs« zu meinem GdB habe ich Folgendes gelernt: Bei der Antragstellung wird oft seitens der Ärzte nur eine Diagnose formuliert. Wenn man Glück hat, werden zusätzlich vielleicht noch ein, zwei erklärende Sätze in der Stellungnahme abgegeben. Das führt in vielen Fällen dazu, dass die Anträge abgelehnt werden. Und wenn ich mir vorstelle, dass beim Landesamt für Soziales, Jugend und Versorgung, wo der Antrag gestellt werden muss, medizinische Laien sitzen, ist das auch nur allzu verständlich. Eine Diagnose allein gibt keine Auskunft über die Beeinträchtigungen, die eine Erkrankung mit sich bringt. Erst eine detaillierte Beschreibung der vorhandenen Einschränkungen kann dem Sachbearbeiter vermitteln, in welchem Umfang die Erkrankung den Betroffenen tatsächlich »behindert«. Meine Vorgehensweise war deshalb folgende:

Erst einmal habe ich alle meine Symptome in einer Exceltabelle aufgelistet, dazu die Häufigkeit, die Umstände des Auftretens, die Auswirkungen und die dazugehörenden Einschränkungen notiert. Das ergab drei Seiten. Ich habe hierbei alles explizit sachlich und ohne Emotionen aufgelistet; zum Beispiel wie folgt für das Symptom »Überempfindlichkeit bei Geräuschen«:

Symptom: starke Geräuschempfindlichkeit

Häufigkeit: immer, besonders in Kombination mit anderen äußeren Reizen wie Licht, Gerüchen etc.

Umstände: z.B. in Menschenmengen, tritt unerwartet auf (z.B. Maschinen- oder Verkehrsgeräusche), aber auch bei Gesprächen weniger Menschen in geschlossenen kleineren Räumen (z.B. im Auto)

Einschränkung: Vermeidung von Besuchen im Theater oder Kino, von Musicals und anderen öffentlichen Veranstaltungen etc.

Mit dieser Auflistung »gerüstet«, habe ich dann bei meinem Rheumatologen vorgesprochen, den ich im Antrag als auskunftsgebenden Facharzt angegeben habe. Zusammen sind wir die Liste durchgegangen und haben besprochen, wie wir weiter vorgehen. Er zeigte sich dankbar, dass ich ihm mit der Aufzählung seine Stellungnahme zur Antragsstellung schon erleichtert hatte. Denn in Arztpraxen bleibt mit zunehmender Bürokratie oft nicht viel Zeit für ausführliche Berichte. Zudem werden diese oft schnell handschriftlich vom Arzt auf dem Formular des Landesamts für Soziales eingetragen und sind für die Sachbearbeiter nicht aussagekräftig und konkret genug. Man kann sich also vorstellen, dass die Behinderung und die Einschränkung des Antragsstellers dadurch oft falsch verharmlosend oder zumindest nicht in vollem Umfang dargestellt werden und so zu einer Ablehnung führen.

Was der Jakobsweg damit zu tun hat

Über den Camino erzählt man sich, dass er häufig analog zum Lebensweg des Pilgers abläuft. Das kann ich nur bestätigen. Meiner war eher ruhig, leise, ohne große Dramen und schlimme Ereignisse, aber auch ohne weltbewegende Erleuchtung oder zutiefst verzaubert-wundersame Begegnungen. Begegnungen mit Menschen mit schweren oder sehr schweren Behinderungen hatte ich eher weniger. Es waren mehr die Menschen mit Behinderungen »auf den zweiten Blick« und die mit unsichtbaren mentalen Einschränkungen, denen ich begegnete.

So traf ich Samuel (43), der sich mit einer Depression plagte; Alfred (65) konnte seit seiner Hüftoperation keinen Marathon mehr laufen, hatte sich aber in den Kopf gesetzt, den Camino im Sauseschritt zu absolvieren. Julius (50 plus), ein ehemaliger Zeitsoldat und Flusspionier, von denen man ja sagt, dass sie zu den ganz Harten bei der Bundeswehr gehören, eroberte sich den Camino nach einem schweren Herzinfarkt. Er plante jeden Tag strategisch durch und ging die zu laufenden Kilometer wie eine Schlacht an, die geschlagen werden muss.

Oben habe ich schon ganz kurz von der alten Dame erzählt, die ich in einer kleinen Pension mit einem angrenzenden kleinen Café traf. Ich machte dort eine kleine Kaffeepause und kam in dem großen schattigen Garten mit ihr ins Gespräch. Seit vielen Jahren lief sie den Camino in unzähligen kleinen Etappen, immer wieder unterbrochen durch tief einschneidende Lebensereignisse, wie den Tod ihres Mannes und den Unfalltod ihres einzigen Sohnes. Mittlerweile war sie über 80 Jahre alt und noch immer lief sie jedes Jahr ein kleines Stück mit dem Ziel, irgendwann Santiago de Compostela zu erreichen. Dabei legte sie täglich zwischen zwei und drei Kilometer zurück. Als Gepäck hatte sie nur einen kleinen leichten Rucksack mit einer Flasche Wasser, einem Snack und ihrem Diabetes-Messgerät. Ihr großes Gepäck ließ sie sich entweder per Taxi oder von den Pensionswirten fahren. Sie übernachtete in kleinen Pensionen oder Hotels, da sie die mehrstöckigen Betten in den Herbergen nicht nutzen konnte.

Emma aus den USA mit deutschstämmigen Vorfahren traf ich an meinem achten Tag auf dem Camino. Körperlich war sie absolut fit und absolvierte täglich ein strammes Laufprogramm. Sie hatte allerdings (neben vielen Erkrankungen) eine gescheiterte Ehe, einen finanziellen Bankrott und mehrere berufliche Tiefschläge erleiden müssen. Die Folgen waren ein Burn-out und eine jahrelange tiefe Depression. Auf dem Jakobsweg wollte sie Klarheit über sich und ihre weitere Zukunft erlangen. Trotz unserer sprachlichen Barriere – sie sprach kein Deutsch und ich verstand und sprach nur die Bruchstücke meines längst vergessenen Schulenglischs – verstanden wir uns super. Obwohl sie ein komplett anderes Lauftempo und einen anderen Tagesablauf hatte, trafen wir uns kurioserweise immer wieder an sehr unterschiedlichen Orten auf dem Camino. Mal kreuzten sich unsere Wege in einem einsamen Waldstück, mal abends beim Essen in einer Herberge und die letzten drei Tage liefen wir einträchtig zusammen und kamen so gemeinsam in Santiago de Compostela an. Sie war für mich ein bisschen wie meine große Schwester, die ich nie kennenlernen durfte, weil sie ein Jahr vor mir, drei Wochen nach der Geburt starb. Bis heute verspüre ich eine große Traurigkeit und schmerzhaften Verlust, wenn ich an meine Schwester Ute denke. Und dann, als wir unser Ziel erreichten und unsere Pilgerausweise vorlegten, war ich erstaunt und doch ein wenig verzaubert, als ich sah, dass sie mit zweitem Vornamen (nach ihrer deutschen Tante) Ute hieß …

18 Fibromyalgie bei Kindern und Jugendlichen

Fibromyalgie bricht meist nicht einfach plötzlich über einen herein. Fast alle Fibro-Betroffenen bestätigen rückblickend, schon im Kindesalter mit »seltsamen« Schmerzen und »komischen« Symptomen konfrontiert gewesen zu sein.

Auch bei mir begann die Fibromyalgie schon weit vor dem Erwachsenenalter. So kann ich mich sehr gut daran erinnern, dass ich z. B. Sonne sehr schlecht vertrug. Sowohl was den Reiz auf der Haut direkt anging (der mit Sonnenbrand, Brennen und Ausschlag einherging ...) als auch (und fast mehr noch) das helle, grelle Licht, das regelmäßig Unwohlsein, Übelkeit und Kopfschmerzen hervorrief. Ebenfalls schon als Kind stellte ich fest, dass ich nicht gerne mit anderen herumtollte und mich ungern anfassen ließ, weil ich sehr schmerzempfindlich war. Selbst harmlose Berührungen fühlten sich bei mir wie

Misshandlungen an und waren äußerst schmerzhaft. Äußerungen wie »Mimose« oder »Prinzessin auf der Erbse« hörte ich immer wieder.

»Zerstreuter Professor« – so nannte mich mein Vater oft, wenn ich mal wieder ein Wort vergessen hatte und das, was ich sagen wollte, partout nicht aus meinem Mund kommen wollte. Hatte ich »Fibrofog« also schon als Kind? Ich bin mir heute hundertprozentig sicher, dass ich bereits damals darunter litt.

Immer wieder war ich bei einem Orthopäden, wegen meiner Schmerzen. Mal hieß es »Wachstumsschmerzen«, mal »Beckenschiefstellung«, mal wurden mir Einlagen verschrieben. Eine eindeutige Diagnose erhielt ich nie. Regelmäßig hatte ich regelrechte Brechattacken, ohne Vorwarnung wurde mir schlecht und ich musste mich übergeben. Nach ein paar Stunden war alles vorbei und ich konnte zum Erstaunen aller wieder normal essen. Beim kleinsten Schreck oder in ungewöhnlichen Situationen bekam ich Durchfall. »Du hast ja ein Sextaner-Bläschen«, hörte ich immer wieder, wenn meine Eltern während einer Autofahrt fast jede Stunde anhalten mussten. Alle Untersuchungen ergaben – NICHTS. Reizmagen, Reizdarm, Reizblase … All das ist allerdings typisch für die Fibromyalgie und (wie ich immer wieder höre) bei ganz vielen Fibros von Kindesbeinen an bekannt.

FMS schon im Kindesalter?

Kurz gesagt: Ja. Man spricht dann vom »juvenilen Fibromyalgie-Syndrom (JFMS)«. Allerdings fällt die Diagnose »Fibromyalgie« bei Kindern noch schwerer als bei Erwachsenen, wenn diese über die typischen Symptome wie Ganzkörperschmerz, Müdigkeit, Magen-Darm-Beschwerden und Konzentrationsschwäche. Denn einerseits sind Kinder oftmals nicht in der Lage, ihre Beschwerden so zu formulieren wie Erwachsene, sodass das Problem für Eltern und Ärzte schwer greifbar bleibt. Und andererseits sind vor allem Schmerzen in den Weichteilen, Bändern und Gelenken bei Kindern nicht selten, gerade in Wachstumsphasen; ebenso wenig sind Müdigkeit und Magen-Darm-Probleme bei

Kindern sonderlich aufsehenerregend – das kommt schon mal vor. Zudem können auch Kleinkinder z. B. schon an Rheuma erkranken, auch dies kann also bei entsprechenden Beschwerden eine Diagnose sein.

Eine gleichzeitig medizinische und psychologische Abklärung der Symptome und Ursachen und eine tiefgreifende Diagnostik ist bei Kindern dringend notwendig. Ist die Fibromyalgie-Diagnose bestätigt, kommen auch bei Kindern multimodale Therapieansätze zum Tragen, wie eine kombinierte psychosomatische Schmerzbehandlung. [33]

JFMS auf einen Blick

WAS IST JFMS? Unter JFMS versteht man diffuse Schmerzen in Gelenken und Muskulatur, die oft mit Störungen des vegetativen Nervensystems einhergehen. [34]

WER BEKOMMT JFMS? Diese Störungen treten bei Kindern auf, die mindestens acht Jahre alt sind. Mädchen sind deutlich häufiger als Jungen betroffen. [35]

WAS SIND MÖGLICHE URSACHEN VON JFMS? Woher genau Fibromyalgie kommt, wissen wir nicht, weder bei Erwachsenen noch bei Jugendlichen. Womöglich liegt JFMS eine herabgesetzte Schmerzschwelle oder eine grundsätzliche »Überempfindlichkeit« zugrunde. Betroffene leiden unter Schmerzen bei Belastungen, die »normale« Menschen einfach wegstecken. Als Auslöser werden physische und/oder psychische Überlastungen, Traumata sowie Gelenkentzündungen diskutiert. JFMS kann »primär« und »sekundär« auftreten. Bei einer »sekundären« Manifestation ist die eigentliche Grunderkrankung eine juvenile rheumatoide Arthritis. [36]

LEITSYMPTOME VON JFMS Meistens treten symmetrische Schmerzen im Bereich der Gelenke auf. Dabei werden Symptomverstärkungen beobachtet, wenn die Betroffenen mit ihrer Symptomik nicht ernst genommen werden. Die Schmerzen sind oft so stark, dass die Patienten in ihrem Alltag stark eingeschränkt sind. Darüber hinaus leiden sie an vegetativen Beschwerden wie Müdigkeit, Angstzuständen, Schlafstörungen sowie Bauch- und Kopfschmerzen; auch Depressionen sind häufig. [37]

WIE WIRD JFMS DIAGNOSTIZIERT? Eine gründliche Anamnese ist die Basis. Auffällig ist dabei, dass die betroffenen Kinder und Jugendlichen oft fast emotionslos über ihre Beschwerden sprechen. Bei Betrachtung der betroffenen Gelenke ergibt sich ein unauffälliger Befund; keine Schwellung, keine Rötung. Dennoch ist die Beweglichkeit der Gelenke grundsätzlich eingeschränkt. Bei der Untersuchung gibt es aber häufiger einen »Vorführeffekt« und die Gelenke können ohne Einschränkungen bewegt werden. [38]

WAS IST DIE BESTE THERAPIE VON JFMS? Die Behandlung von JFMS ist oft schwierig. Schmerzmittel wie NSAR (nichtsteroidale Antirheumatika) schaffen selten Abhilfe, weil eben meist keine Entzündung vorliegt. Trizyklische Antidepressiva (z.B. Amitriptylin) lindern in einigen Fällen die Symptomatik. Wie auch bei Erwachsenen helfen multimodale Therapiekonzepte am ehesten, bewährt ist eine Kombination aus Physiotherapie, Ergotherapie, psychologischer, ärztlicher und sozialpädagogischer Betreuung. [39]

AUSSICHTEN Bei JFMS ist die Lebensqualität eingeschränkt. Viele Patienten spüren, dass sie Ruhe und Regelmäßigkeit brauchen, und limitieren ihr Sozialleben und ihre sportliche Betätigung. Das kann helfen, den physischen und psychischen Stress abzubauen, und führt oft dazu, dass sich die Symptome bessern. Das hat jedoch auch eine Kehrseite, denn das kann zu einer altersgemäß völlig untypischen Isolation führen und sobald die Patienten wieder größerem Stress ausgesetzt sind, kehren die Symptome wieder zurück. [40]

In meiner Praxis durfte ich auch schon einmal mit einer jungen Frau arbeiten, die unter JFMS litt.

Jugend schützt vor Fibro nicht

Charlotte, 17 Jahre alt, kam zusammen mit ihrer Mutter zu meinem Vortrag an der Volkshochschule »Gut leben mit Fibromyalgie«. Sie hatte ihre Diagnose »Fibromyalgie« erst vor wenigen Tagen bekommen und war durch Zufall auf meinen Vortrag gestoßen. Es war fast wie bei mir und wie oben schon beschrieben: Seit Kindertagen litt sie unter unerklärlichen »Knochenschmerzen« und großer Lichtempfindlichkeit. Wie fast alle Fibromyalgie-Patienten hatte sie eine Odyssee von Arzt zu Arzt hinter sich. Ein sehr verständiger Kinderarzt, dessen Frau auch unter Fibromyalgie litt, hatte letztendlich die Diagnose gestellt, die zusätzlich von einem Kinderrheumatologen bestätigt wurde.

Charlotte war eine zierliche, quirlige, sehr positiv eingestellte junge Frau mit äußerst klaren Vorstellungen. Sie machte eine Ausbildung als Heilpädagogin und interessierte sich brennend für Psychologie. Der Grund, aus dem sie nach dem Vortrag bei mir vorstellig wurde: Sie wollte wissen, wie das mit der Fibromyalgie bei ihr weitergehen würde. Ihre konkreten Fragen waren: »Kann ich auch im fortgeschrittenen Alter noch arbeiten?«, »Was kann ich tun, damit ich meinen geliebten Sport (Fußball spielen) weitermachen kann?«, »Welche Einschränkungen kommen womöglich auf mich zu?« Nach fünf Sitzungen hatten wir ihr Hauptthema herausgearbeitet, das sie am meisten beschäftigte – den »Beruf«. Dabei trat ihr Ziel klar zutage, nämlich die Fibromyalgie auch zu ihrem beruflichen Thema zu machen und damit anderen Betroffenen, und vor allem jungen Fibromyalgie-Patienten, zu helfen.

Ich war davon sehr angetan, denn die junge Dame trieb nämlich nicht allein die Frage »Was passiert mit mir?« bzw. »Wie kann ich mit meiner Erkrankung am besten umgehen und leben?« um, sondern auch: »Wie kann ich anderen Betroffenen am besten helfen?«

VIERTER TEIL

Es geht immer weiter

19

Fake News und Aktuelles

Stopp – Fake News!

Zum Ende des Buches noch etwas, das Sie vielleicht als hilfreich empfinden: Um die Entstehung und Behandlung der Fibromyalgie ranken sich wegen der Komplexität der Beschwerden und des oft langen Weges zur Diagnose immer noch allerlei Mythen, die dann häufiger in den Medien Gestalt annehmen und als »Fake News« die Runde machen und unnötige Verwirrung stiften. Mit einigen dieser Mythen möchte ich hier zunächst gerne aufräumen ...

Fibromyalgie ist wie Rheuma, nur ein bisschen anders

Dies ist absolut nicht der Fall und greift als Erklärung zu kurz. Vielmehr sagt ein Experte, Prof. Dr. Rolf-Detlef Treede vom Lehrstuhl für Neurophysiologie am Centrum für Biomedizin und Medizintechnik Mannheim, dazu: »Wir haben alle die Erkrankung noch nicht vollständig verstanden.« [41] Als Analogie in der Beschreibung der Krankheit muss häufig in der Tat noch die Bezeichnung »Weichteilrheuma« herhalten, was auch darauf zurückzuführen ist, dass die Fibromyalgie zwar seit 1996 von der WHO klassifiziert wird, bis dato jedoch tatsächlich in die Kategorie der rheumatischen Erkrankungen eingeordnet wird. Eine Neuklassifizierung ist für 2022 geplant, und zukünftig soll der Fibro-Schmerz nicht nur als Symptom, sondern auch als eigentliche Erkrankung geführt werden.

In der Neuklassifizierung wird es nun eine eigene Kategorie »Chronische primäre Schmerzsyndrome« geben. So wird ein Schmerzsyndrom genannt, das länger als drei Monate andauert oder im Laufe der drei Monate ständig erneut auftritt. Das trifft auf das Fibromyalgie-Syndrom (FMS) zu, denn derzeit wird ein Defizit in der endogenen Schmerzkontrolle als Ursache der »chronic widespread pain«, der chronischen Schmerzen in mehreren Körperregionen, gehandelt. Von anderen chronischen Schmerzsyndromen lässt sich FMS dann durch die bekannten weiteren Kriterien abgrenzen, etwa über die lokale Empfindlichkeit gegenüber äußeren Reizen (z.B. gegenüber Geräuschen und Gerüchen), über die Müdigkeit, die Muskelsteife und die Schlafstörungen.

Ob dieser Vorstoß allerdings in Zukunft dazu führen wird, dass Fibromyalgie schneller diagnostiziert und »entstigmatisiert« wird, bleibt abzuwarten.

Fibromyalgie gibt es gar nicht

So die Schutzbehauptung einiger Ärzte, die (unwillig oder überfordert) das Handtuch werfen, wenn sie mit uns Fibro-Betroffenen konfrontiert sind. »Dabei sei das FMS in den meisten Fällen einfach zu diagnostizieren«, erklärt Prof. Dr. Winfried Häuser vom Klinikum Saarbrücken, Experte für Schmerztherapie, die Gegenposition.[42] Fakt sei, dass symptombasiert sehr sicher diagnostiziert werden könne.

Allerdings arbeiten viele Ärzte dabei immer noch mit veralteten Kriterien, nach denen zur Diagnose ein Druckschmerzempfinden in 11 von 18 Sehnenansatzpunkten (Tender Points) vorliegen muss, so Häuser weiter. Seit der Aktualisierung der Kriterien aus dem Jahr 2010 gehört das Abtasten der Tender Points aber nicht mehr zur positiven Bestätigung der Diagnose FMS. In den aktuellen deutschen Leitlinien sind vielmehr folgende Kernsymptome als positive Kriterien des typischen FMS-Beschwerdebildes enthalten:

- chronische Schmerzen in mehreren Körperregionen seit mehr als drei Monaten,
- körperliche und geistige Erschöpfung,
- nicht erholsamer Schlaf,
- Steifigkeit der Hände oder Füße und
- eine reduzierte körperliche und/oder geistige Leistungsfähigkeit.

Zusätzlich können Hinweise in der Anamnese sein:

- Schmerzen im Bewegungsapparat, Kopf oder Bauch in der Jugend und Kindheit,
- hoher Leistungsdruck,
- eine Schmerzzunahme bei Massage und
- eine erfolglose orthopädische Behandlung.

Fibromyalgie ist eine reine Frauenkrankheit

Auch bei der Annahme, das FMS sei eine reine Frauenkrankheit, handelt es sich um lupenreine Fake News. Zwar finden sich in Klinken durchweg acht bis zehn Mal mehr Frauen als Männer mit FMS, jedoch beträgt das Verhältnis von Frauen zu Männern in bevölkerungsbasierten Studien nur 1,5–2 zu eins, so wiederum Professor Häuser. Außerdem sind ja auch Kinder und Jugendliche betroffen, wie wir oben gesehen haben. [43]

Fibromyalgie und die Corona-Krise

Was haben die Coronakrise und Fibromyalgie gemeinsam? Mir fällt auf, dass es viele Parallelen gibt – bei den positiven Möglichkeiten, die Krise zu bewältigen. Alle Strategien, die ich mir im Laufe der Jahre im Zuge meiner Fibro-Erkrankung angeeignet habe, bewährten sich hervorragend in dieser außergewöhnlichen Zeit.

Quarantäneähnliche Zustände kennen wir Fibro-Betroffenen. Eine Klientin erzählte mir etwa einmal, dass sie einen körperlichen Tiefpunkt habe. Schmerzen und Dauermüdigkeit hätten sie »stillgelegt« und ihre Energie reiche gerade so für das Allernotwendigste. Sie wandelte und existierte quasi zwischen Schlaf- und Wohnzimmer, zwischen Bett und Sofa. Die Ungewissheit, wie lange der Zustand dieses Mal anhalten würde, war für sie schwer auszuhalten und belastend. Wie die »Normalos« bei den Ausgangs- und Kontaktbeschränkungen fragt sich auch der Fibro-Betroffene im Akutzustand oft: Wie gehe ich mit der ungewissen Situation um, wie vermeide ich, verrückt zu werden in der Isolation, wie kann ich von zu Hause aus arbeiten, komme ich mit dem Verzicht auf Kontakte und Erlebnisse klar, wie bewahre ich Ruhe in für mich so unsicheren Zeiten?

Der Unterschied ist: All diese Fragen beschäftigen Fibro-Betroffene immer – und nicht erst seit Covid19. Sie sind die Spezialisten im Abstandhalten, im Social Distancing, im Krisenmanagement, in der Quarantäne. Zur Illustration der Parallelen zwei kleine Patientengeschichten aus meiner Praxis in dieser spannenden Zeit:

Abstand – mehr als nur das Gebot der Stunde …

Emma (55), seit zehn Jahren geschieden, arbeitet im öffentlichen Dienst und hat einen Sohn aus ihrer Ehe. Sie bat um einen Termin, weil sie seit Wochen im Home-Office arbeitete und zunehmend von Beklemmungen und Angstzustände gequält wurde. Sie erzählte, dass sie mit ihrem Ex-Mann einen lockeren, wenn auch immer mal wieder angespannten Kontakt pflege. Sie besuchen sogar gelegentlich weiterhin gemeinsam Familienfeste und Feiern im Freundeskreis. Seit einem Jahr hat Emma eine Beziehung zu einer Frau, die jedoch noch in einer Ehe lebt. Auch diese Beziehung ist nicht stetig und stabil, sondern gekennzeichnet durch immer wiederkehrende Auszeiten.

In einer systemischen Aufstellung stellte sich schnell heraus, dass die Trennung von ihrem Mann noch längst nicht abgeschlossen ist. »Unsere Freunde sagen immer: Euch merkt man es gar nicht an, dass ihr geschieden seid«, berichtete Emma. Das hatte sie bisher immer als Kompliment aufgefasst, und als Zeichen dafür, wie gut sie die 25 Jahre Ehe und die darauffolgende Trennung gemeistert haben. Doch die Aufstellung zeigte genau das Gegenteil: Eine Trennung war hier gar nicht erkennbar. Jetzt erklärte sich auch die unstabile Beziehung zu der neuen Partnerin, die nicht so recht gelingen wollte. Intuitiv erkannte die neue Partnerin nämlich, dass die alte Beziehung, trotz Scheidung, nicht abgeschlossen und die Trennung nicht wirklich vollzogen war.

In der Corona-Krise heißt es ja »Abstand halten« – und genau das war auch das Ergebnis der Aufstellung bei Emma. Als ich sie fragte, wie lange ein Verbot des Kontakts zu ihrem Mann wohl notwendig sein würde, antwortete sie ganz spontan: Um für mich Klarheit zu schaffen, bis Ende des Jahres. Das erstaunte sie selbst – sie hätte das nie für möglich gehalten. Als wir uns zwei Wochen später zum zweiten Termin trafen, erzählte sie, dass selbst ihr Sohn erleichtert war, weil gemeinsame Treffen mit dem Vater nicht mehr stattfanden. Auch für ihn war der ständige, aber angespannte und wankelmütige Kontakt sehr belastend gewesen. Emmas Angstzustände waren inzwischen (bis auf ganz wenige Ausnahmen) verschwunden.

Inhalt eines weiteren Termins war die Trauerarbeit zur Scheidung. Stutzig war ich schon geworden, als sie in der ersten Sitzung erwähnte, dass sie bis dato wegen der Trennung noch nie geweint hatte. Dabei liegt ja auf der Hand: Damit neue Beziehungen gelingen, ist es wichtig, dass alte Beziehungen abgeschlossen und angemessen betrauert werden. Zusammen überlegten wir, welche Rituale ihr dabei helfen könnten.

Sophie (65) ist frühpensionierte Grundschullehrerin. Ihre Fibromyalgie ist schon seit 2001 diagnostiziert, sie ist verheiratet und hat keine Kinder. Sophie lernte ich beim »Tag der offenen Tür« in einer Schmerzklinik kennen. Als sie telefonisch um einen Termin bat, ging ich zunächst davon aus, dass sie wegen der Fibromyalgie komme.

Im ersten Gespräch stellte sich jedoch heraus, dass sie Eheprobleme hatte. Ihr Mann hatte seit zwei Jahren ein Verhältnis mit einer ehemaligen Klassenkameradin. Sophies Ehemann hatte sie davon von Beginn an in Kenntnis gesetzt und immer wieder versichert, dass er auf keinen Fall die Scheidung wolle, dass Sophie seine einzig wahre Liebe sei, dass er sie niemals verlassen möchte. Sophie hatte sich damit arrangiert. Die Beziehung zu ihrem Mann sei nach wie vor harmonisch. Er tue alles für sie, sei immer für sie da, habe das größte Verständnis für ihre Erkrankung, nähme stets Rücksicht. Als ich sie fragte, was denn dann ihr Anliegen sei und was ein gutes Ergebnis dieser Stunde sein könnte, antwortete sie: »Ich möchte eine Entscheidung treffen.« Durch die Kontaktsperre wegen Corona hatte ihr Mann auch seine Geliebte nicht mehr sehen können und war somit wieder viel öfter zu Hause. Das hatte bei ihr einige Überlegungen in Gang gebracht.

Ich bat Sophie in einer Aufstellung mit kleinen Holzfiguren, eine Figur für sich und eine für ihren Mann auszusuchen und sie in Beziehung zueinander zu stellen. Nach kurzem Überlegen stellte sie die beiden Figuren so dicht zusammen, dass kein Blatt Papier dazwischenpasste. Dabei standen die beiden Stellvertreter Stirn an Stirn. Erstaunt blickten wir beide auf dieses ungewöhnliche Szenario. Ungewöhnlich war diese Nähe langjähriger Ehepartner, die zudem seit zwei Jahren doch irgendwie durch eine außereheliche Beziehung getrennt waren.

Schnell wurde klar, dass beide so intensiv miteinander verbunden waren, dass es nicht mehr möglich war, sich gegenseitig zu betrachten, sich in die Augen zu sehen, den ganzen Menschen wahrzunehmen. Wenn man Stirn an Stirn steht, ist es unmöglich, dass Augen etwas – Details, Befindlichkeiten, was auch immer – erkennen können. Auch hier war deutlich, dass genau wie für alle anderen in dieser Zeit, ABSTAND notwendig war. Mindestens anderthalb Meter ... Aus dieser Entfernung würde es auch wieder möglich werden, den anderen zu beobachten, zu erkennen, wie er sich bewegt und was ihn bewegt. Überhaupt wäre Bewegung möglich. Das war in dieser Konstellation, Stirn an Stirn, Auge in Auge unmöglich geworden. Das bestätigte mir Sophie auch. In Ihrer Beziehung war vollkommener Stillstand, keinerlei Regung mehr seit vielen Jahren. Fürsorge und Sorge ja, aber keinerlei Miteinander.

Zusammen überlegten wir, was jetzt notwendig sei, und waren erstaunt, dass es nicht wirklich vieler Dinge oder Aktionen bedurfte. Keine räumliche Trennung (Sophie hatte schon mal überlegt, vorübergehend zu ihrer Schwester zu ziehen) war nötig. Es reichte vollkommen aus, auf Abstand zu gehen, ohne den Kontakt zu verlieren. Sie war erleichtert, denn auch sie wollte nicht wirklich eine Trennung oder Scheidung, genauso wenig wie ihr Mann. Sie nahm sich vor, genau wie von den Behörden verordnet, mehrere Monate »Abstand« zu halten. Sie schuf sich Freiräume; so unternahm sie auch wieder Dinge ohne ihren Mann, erfüllte sich den Traum, ein Instrument zu erlernen, und plante mit ihrer Freundin eine Wandertour in der Lüneburger Heide. Sophie befindet sich noch in ihrem Prozess, aber es ist doch erstaunlich, wie Systeme ineinandergreifen. Wie im Großen, so im Kleinen: Was weltweit die Menschen davor bewahrt, an einem Virus zu erkranken, bewahrt Menschen ebenfalls vor krankhaften Beziehungen – ABSTAND!

Update – wichtige Neuigkeiten

Nachfolgend noch ein Blick auf die Schwerpunkte der aktuellen Forschung zu FMS.

Neues Medikament im Anmarsch?

Auf dem Rheumatologenkongress in Atlanta (USA) wurde 2019 eine Studie zu einem neuen Wirkstoff präsentiert: NYX-2925 heißt die neue Substanz, deren Wirkung im Körper auf einen speziellen Schmerzrezeptor abzielt. Der Wirkstoff wurde an Diabetikern mit fortschreitenden Nervenschädigungen sowie an FMS-Betroffenen getestet. Das Ergebnis ist ermutigend: Bei bildlichen Darstellungen der bei Schmerzen aktiven Hirnareale zeigten sich reduzierte Aktivitäten, und außerdem gaben die Teilnehmer der Studie an, weniger Schmerzen zu empfinden. Aus der Sicht von Fachärzten müssen allerdings weitere umfangreichere Studien mit diesem Wirkstoff folgen.

Ein Blick auf das Gehör

Fibromyalgie geht häufig mit einer höheren Empfindlichkeit gegenüber Druck und Hitze an bestimmten Haut- und Körperstellen einher. Eine Studie aus Florida, USA, hat sich zum Ziel gesetzt herauszufinden, ob das auch für Geräusche und Töne gilt. Wie von vielen Fibro-Betroffenen beschrieben, scheint tatsächlich die Empfindlichkeit des Gehörs bei Fibromyalgie deutlich erhöht zu sein. Die Forscher nahmen als eine mögliche Erklärung für das Phänomen an, dass die gesamte Wahrnehmung über die Sinnesorgane bei FMS verändert sein könnte. Das könnte erklären, warum Therapiemaßnahmen die Wahrnehmung nur sehr langsam wieder in Richtung normales Empfinden verändern können.

Antikörper im Fokus

Am Universitätsklinikum Lübeck untersuchen Wissenschaftler Blutproben von Fibro-Patienten und dabei sogenannte »regulatorische Antikörper«, die jeder Mensch in sich trägt. Diese Antikörper sind etwa bei Alzheimer, Krebs oder bei Autoimmunerkrankungen Veränderungen unterworfen. Auch beim chronischen Müdigkeitssyndrom liegen etwa höhere Mengen Antikörper gegen bestimmte Stressrezeptoren vor. Die Lübecker Arbeitsgruppe will testen, ob diese Antikörper auch bei der Fatigue bei FMS eine Rolle spielen.

Neuer Therapieansatz zur Schmerzwahrnehmung

An den Universitäten Freiburg und Marburg entwickeln Forscher eine Art Training, das beim Patienten Schmerzreize durch Strom unmittelbar während des Herzschlags setzt. Dieses sogenannte »Systolische Extinktionstraining« (SET) soll die Schmerzwahrnehmung normalisieren. Die Idee dahinter ist, dass die Drucksinneskörperchen in der Halsschlagader bei Menschen mit Fibromyalgie schneller auf Stress und erhöhten Blutdruck reagieren als bei gesunden Menschen und mithilfe der Stromstöße wieder unempfindlicher werden können. Noch ist diese Methode in der Erprobungsphase und nur im Rahmen klinischer Studien verfügbar.

Umweltfaktoren als Ursache für FMS?

Mit äußerst aufwändigen Testverfahren haben Forscher in Florida (USA) bei über zwanzig Frauen mit Fibromyalgie mehr als 1.000 Abbauprodukte aus der Umwelt im Blut bestimmt, um diese Werte mit denen gesunder Frauen zu vergleichen. Dabei fanden sie 48 Unterschiede; 22 davon schienen von Bedeutung zu sein. Ein erstes Fazit aus rheumatologischer Sicht: Untersuchte man mehr Betroffene in unterschiedlichen Regionen darauf, könnte es eines Tages möglich sein, relevante Umweltfaktoren zu identifizieren und dadurch Ansatzpunkte für eine neue Therapie zu finden. [44]

Diagnose künftig per Bluttest?

Amerikanische Forscher haben einen Test zum Nachweis von Fibromyalgie im Blut entwickelt. Eine erste Studie dazu führten sie an 50 Patienten mit Fibromyalgie, 29 mit rheumatoider Arthritis und 23 mit Lupus erythematodes durch. Dabei kam Schwingungsspektroskopie zum Einsatz, eine Techik mit der das Energieniveau von Molekülen in Blutproben gemessen werden kann. Bei den FMS-Patienten stellten sie dabei spezifische Muster fest, die im Blut der Vergleichspatienten nicht enthalten waren. Diese Biomarker könnten eine zentrale Rolle bei der Diagnose von Fibromyalgie spielen, da sie bei anderen chronischen Erkrankungen der Muskeln, Gelenke und Bindegewebe nicht vorkommen. Ein standardisierter Test zum Nachweis der Fibromyalgie sollte ca. 2025 verfügbar sein, so die Wissenschaftler am Wexner Medical Center der Ohio State University.

Dank dieses Tests könnten Patienten künftig schneller diagnostiziert und ihrer Krankheit entsprechend behandelt werden. Möglicherweise wird diese Forschung auch zur Entdeckung der Ursachen der Fibromyalgie führen. [45]

Vielleicht fühlen Sie ja ähnlich wie ich: Ich bleibe gerne informiert, denn ich fühle mich als »mündige Patientin« weniger leidend, sondern aktiver und kann so besser mit der Fibro leben.

20 Einsichten und Aussichten

Eine 80-jährige Fibro-Patientin erzählte mir einmal, dass sich ihre Fibro mit zunehmendem Alter immer mehr bessere. Wie bitte? Neugierig geworden, habe ich in vielen Gesprächen mit ihr herausgefunden, woran das liegen könnte – und in weiteren Gesprächen mit anderen Betroffenen und eigenen Recherchen, dass das überhaupt kein Ausnahmefall ist.

Eine große Rolle dabei spielt meines Erachtens eine zunehmende Gelassenheit, die mit dem Alter kommt und die »den Druck wegnimmt«. Mit den Jahren lernt man einfach, besser mit dem Schmerz umzugehen. Die Panikattacken aus früherer Zeit verflüchtigen sich, weil man erfährt, dass nicht wirklich etwas passiert. Was in jungen Jahren noch sehr erschreckend ist, wie plötzliche Schmerzattacken, Fibrofog und bleierne Müdigkeit, wird mit der Zeit weniger bedrohlich. Man gewöhnt sich, hadert weniger und das Gefühl, dauernd etwas zu verpassen, wenn man zuhause bleibt, statt etwa auszugehen, verliert an Bedeutung. Und weil man im höheren Altern keinem Job mehr nachgeht, fällt dieser unter Umständen erhebliche Stressfaktor auch weg.

Das Haus ist gebaut, die Kinder sind groß – es läuft also alles eher in ruhigen Bahnen, und das ist die beste Basis, mit Fibro gut zu leben.

»Heilung« gibt es aber nicht

Das aber ist natürlich keine Heilung im eigentlichen Sinne, sondern »nur« eine Besserung im Umgang mit der Krankheit – Fibromyalgie ist heute (noch) nicht heilbar. Hierzu noch ein Gedanke, der vielleicht hilft, diese immer wieder als »schlecht« empfundene Nachricht zu relativieren: Nach vielen Gesprächen mit Betroffenen, vielen eigenen Recherchen und dem konsequenten »Nachfühlen« aller gewonnenen Erkenntnisse in mir selbst bin ich der festen Überzeugung: Wenn die Fibromyalgie heilbar wäre, würden die meisten Patienten an einer anderen Erkrankung leiden bzw. im Laufe der Zeit an etwas anderem (neu) erkranken. Ich nehme mich da selbst keinesfalls aus, denn ich denke: Unser inneres Ich sucht einen Weg, gehört zu werden. Wäre die Fibro »weg«, müsste eine andere Warnlampe aufleuchten, die uns aufmerksam machen soll auf Dinge, die uns nicht guttun, auf Muster, die wir besser bearbeiten oder ändern können und auf Dinge, die in unserem Leben nicht rund bzw. nicht uns »gemäß« ablaufen.

Die Fibromyalgie sehe ich also als eine Art integralen Bestandteil von uns. Sie ist verbunden mit unserem Ich – wie unsere Beine und Arme, wie unsere Organe Herz und Leber. Warum sie also »heilen« (im Sinne von »verschwinden lassen«), anstatt zu lernen, bestmöglich mit ihr zu leben? Wenn wir unsere Füße nicht mögen oder sie uns Beschwerden verursachen, würden wir sie doch auch nicht amputieren? Und weitergedacht: Abgesehen davon, dass es die zugrunde liegenden Probleme / in uns liegenden Probleme nicht löst, verursachen amputierte Gliedmaßen heftigste Phantomschmerzen – melden sich also mit ihrer Botschaft doch wieder bei uns.

Eine andere Sichtweise

Machen Sie die Fibro also zu Ihrem ganz eigenen Coach und Personal Trainer, der Ihnen 24 Stunden am Tag zur Verfügung steht, auf Sie aufpasst, Sie korrigiert, Sie lehrt, achtsam zu sein und Nein zu sagen, wenn es zu viel wird. Der Sie bremst, wenn der Stress zu arg wird, und Ihnen mitteilt, wann eine Pause nötig wird. Was viele in teuren Seminaren mühsam erlernen: Entschleunigung, Zeit- und Stressmanagement, Achtsamkeit – das lehrt uns die Fibro rund um die Uhr, kostenfrei und ganz individuell auf uns abgestimmt.

2018 ging durch die Medien, dass Lady Gaga Fibromyalgie hat. Eine meiner Klientinnen hat ihre Fibro daraufhin »Lady Gaga« getauft und ihrer Erkrankung damit ein Gesicht und eine Persönlichkeit gegeben. Ich handele ähnlich: Wenn ich morgens aufstehe, begrüße ich meine Fibro wie eine gute Freundin, die immer für mich da ist. Was würde es bringen, sie zu bekämpfen? In einem Kampf gibt es fast immer Verletzte, er ist immer kräfteraubend und meist geht er für keinen wirklich gut aus. Die Fibromyalgie in sein Leben zu integrieren, sie als einen Teil von sich von ganzem Herzen zu akzeptieren (und nicht nur zu dulden) bringt nach meiner Erfahrung die ersehnte Ruhe und damit Entlastung.

Zugegeben, das ist Fibromyalgie für Fortgeschrittene und nicht von heute auf morgen erlern- und erfahrbar. Meiner Erfahrung nach lohnt es sich aber, mit dieser Einstellung an diese Krankheit heranzugehen. Auch in anderen Lebensumständen, an denen man nichts ändern kann, ist dies eine absolut positiv-wirksame Methode.

Sind Sie nun, fast am Ende des Buches, etwa zu der Erkenntnis gekommen, dass Sie nichts Neues erfahren haben und eigentlich doch schon alles wissen? Dann herzlichen Glückwunsch, denn das bedeutet, dass Sie sich schon sehr intensiv mit der Fibromyalgie und vor allem mit sich selbst befasst haben. Wahrscheinlich geht es aber Ihnen so wie mir nach dem Besuch der Ernährungsberatung, bei der ich dachte, ich wisse und könne schon alles. Wie weit wir mit unserem

Erfolg kommen, liegt ja meist nicht an mangelndem Wissen, sondern meistens an der Umsetzung.

Fibromyalgie (und das versöhnte Leben damit) ist ein Vollzeitjob ohne Aussicht auf ein »Rentnerdasein«. Und genau deswegen klappt das mit zunehmendem Alter besser und besser, weil wir uns dann auf diesen Vollzeitjob konzentrieren können.

Also: GUT leben mit Fibromyalgie ist möglich. Dass es leicht ist, habe ich nie behauptet.

Darum hier noch mal auf einen Blick die Dos and Don'ts:

WAS UNS HILFT:

- angemessene regelmäßige Bewegung – »Gehe, dann geht's dir gut!«
- Humor – auch mal über sich selbst lachen, und am besten auch über die Einschränkungen, mit denen wir leben müssen
- Die richtige Einstellung – nach dem Motto »Du bist, was du denkst!«
- Regelmäßigkeit: Schlaf, Essen, Arbeit, Tagesablauf, Rituale ...
- Ein optimistischer Blick auf die Welt und auf die vielen schönen Dinge, die wir auch mit der Fibromyalgie erleben dürfen
- Dankbarkeit – für die unglaublich vielen Möglichkeiten, die wir trotz oder wegen der Fibromyalgie haben
- Auszeiten: Verwöhnen wir uns mit kleinen Oasen im Alltag.

WAS UNS SCHADET:

- Stress; leider auch »positiver« Stress
- Bewegungsvermeidung – »Couching & Co.«

- Be- statt Entschleunigung: Wenn es mal wieder schnell gehen soll, geraten wir in Stress
- Krampf und Kampf: Kämpfen wir nicht gegen die Fibromyalgie, sondern gemeinsam mit ihr für mehr Aufklärung und Anerkennung
- »Ja« sagen, wenn wir eigentlich »Nein« fühlen
- Wenn wir uns nur auf die Fibromyalgie fokussieren – wir »haben« vielleicht Fibromyalgie, aber wir »sind« nicht Fibromyalgie.

Perspektivwechsel statt »Heilung«

Ich will mal provokant fragen: Wäre eine (noch nicht mögliche) Heilung mit Blick auf die oben beschriebene (eventuell konstruktive) Rolle der Fibromyalgie in unseren Leben bzw. auf ein systemisches Denken (dass wir im Zweifelsfall eine andere Krankheit bzw. ein anderes Symptom entwickeln würden) überhaupt wünschenswert? Verstehen Sie mich nicht falsch, ich bin nicht zynisch, ich habe selbst mit meinen Schmerzen alle Phasen von der Angst über das Fluchen und die Frustration bis hin zur Akzeptanz durchgemacht. Aber dieser Punkt ist mir sehr, sehr wichtig, und darum nun nochmals das ganz genaue Hinsehen ...

Warum sich darauf versteifen, »geheilt« werden zu wollen bzw. »unheilbar« erkrankt zu sein? Wir sterben nicht an der Fibromyalgie, darum hat dieses »unheilbar« für uns eine völlig andere Qualität als etwa für Krebspatienten. Warum also nicht den Fokus darauf legen, »gut« zu leben, und unsere Symptome als Wegweiser dafür nehmen?

Heilung ist sowieso häufig eher eine Momentaufnahme als ein Dauerzustand, egal welche Erkrankung man zugrunde legt. Und überhaupt: Wie fühlt sich »Heilsein« an? Für mich hat das etwas mit Lebensfreude, mit Ganzheit, Vielfalt und mit Annahme zu tun. Wenn ich die überwiegende Zahl meiner Tage so betrachte, bin ich »heil« –

mit kleinen Macken oder eben Besonderheiten. »Heilsein« ist für jeden etwas sehr Individuelles. Der ehrgeizige Marathonläufer, der fünf Sekunden unter seiner Bestzeit ins Ziel kommt, könnte sich unter Umständen als »nicht heil« betrachten. Der Rollstuhlfahrer, der einem erfüllten Beruf nachgeht und von einer geselligen Familie umgeben ist, hingegen könnte sich bestimmt als »heil« betrachten. Also auch hier gilt: Es kommt auf den eigenen Standpunkt und die eigene Sichtweise an!

Was der Jakobsweg damit zu tun hat

Auf dem Camino bin ich einmal einem kleinen älteren »Männchen« begegnet, das kaum seinen (ohnehin kleinen) Rucksack tragen konnte. Alter und Nationalität waren bei ihm schwer einzuschätzen. Immer wieder traf ich ihn in Gesellschaft verschiedener Menschen, obwohl er eigentlich ein Einzelgänger zu sein schien. An einer Weggabelung überholte er mich eines Tages. Ich schaute wohl etwas ratlos und er blieb stehen. Ohne dass ich nur ein Wort sagte, meinte er: »Es gibt immer mindestens drei Möglichkeiten«, und schritt fröhlich von dannen.

Immer mindestens drei Möglichkeiten? Ich sah vor mir nur den Weg nach links oder den nach rechts. Aber da es genau dort eine kleine Bank gab, machte ich erst einmal Pause – das war, zumindest temporär, schon mal eine dritte Möglichkeit. Dann kam eine Gruppe junger Frauen, laut schnatternd, vorbei und wartete auf ein Taxi, das sie weiterbringen würde (also eine vierte Möglichkeit). Eine davon kehrte um und beschloss, den Weg dort abzubrechen (die fünfte Möglichkeit). Ich bin sicher, wenn ich noch länger dagesessen hätte, hätte sich noch die eine oder andere Möglichkeit ergeben.

Im Leben ist es – wieder einmal – ähnlich. Wir glauben einfach allzu oft, dass es nur »so oder so« geht, dass es nur ein Entweder-oder gibt, und verschließen uns den weiteren Alternativen. Manchmal muss man abwarten, Pause machen, Geduld haben und vor allem beobachten, um sie zu erkennen.

Und so gilt auch für die Fibromyalgie: Es gibt viele, viele Varianten, damit zu leben. Ich kann mich für jeden Weg entscheiden. Will ich aufgeben, leiden, mir alles noch schwerer machen – oder möchte ich herausfinden, was noch für mich möglich ist, ausprobieren was Freude macht, einen ungewöhnlichen Weg gehen, stillstehen, zurückkehren ...? Die Fibromyalgie ist wie der Jakobsweg. Der Weg an sich ist da. Für alle ist er gleich lang, gleich steil, die Umgebung ist für alle dieselbe, das Wetter, die Herbergen, die Menschen, ja, jeder Stein und Baum sind für alle gleich. Nur die eigene Betrachtungsweise macht den Unterschied auf dem Weg aus. Wie ich ihn gehe, liegt allein an mir. Ich kann mich entscheiden, ob ich in den Abgrund blicke oder die Aussicht genieße. Ich wähle die Herberge, die mir zusagt und in der ich mich wohl fühle. Ich suche den Kontakt mit Menschen, die mir sympathisch sind. Ich wähle die Geschwindigkeit, die mir guttut. Wenn es regnet, freue ich mich, eine Pause machen zu können – oder stehe frustriert herum und schimpfe über das Mistwetter. Wenn es bergan geht, bin ich auf den Blick ins Tal gespannt oder ich kann die Anstrengung verfluchen. Genießen und leben wir unsere Wahlfreiheit!

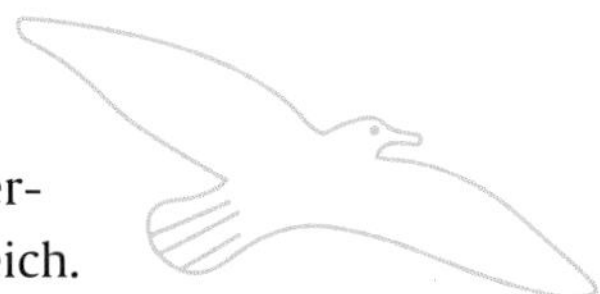

Quellenverzeichnis

Bücher

Dahlke, Rüdiger (2019): **Krebs – Wachstum auf Abwegen**. Arkana Verlag, München.

Grün, Anselm/Burggrabe, Helge (2006): **Zeiten der Stille.** Claudius Verlag, München.

Lipton, Bruce (2016): **Intelligente Zellen – Wie Erfahrungen unsere Gene steuern.** Koha Verlag, Dorfen.

Ploss, Oliver (2014): **Naturheilkunde bei muskulären und neuromuskulären Erkrankungen. Fibromyalgie, (Spät-)Borreliose, Restless-legs-Syndrom und Polyneuropathie.** Haug, Stuttgart.

Westermann, Holger (2017): **Fibromyalgie – Optimistisch trotz Dauerschmerz.** Deutsche Fibromyalgie Vereinigung (DFV) e.V., Seckach.

Westermann, Holger/Deutsche Fibromyalgie Vereinigung (Hrsg.) (2017): **Der Fibromyalgie-Ratgeber. Trotz Dauerschmerz ein gutes Leben führen.** Humboldt, Hannover.

Fachartikel

Chrubasik-Hausmann, Sigrun (2017): MSM (Methylsulfonylmethan). Online verfügbar unter: https://www.uniklinik-freiburg.de/fileadmin/mediapool/08_institute/rechtsmedizin/pdf/Addenda/Methylsulfonylmethan.pdf, letzter Zugriff am 12.9.2020.

Fiz, Jimena et al. (2011): Cannabis use in patients with fibromyalgia: effect on symptoms relief and health-related quality of life. Online verfügbar unter: https://journals.plos.org/plosone/article?id=10.1371/journal.pone.0018440, letzter Zugriff am 12.9.2020.

Görgl, Benjamin (2009): Das Fibromyalgiesyndrom und die physiotherapeutische Behandlung. Online verfügbar unter: http://www.ganeo.de/facharbeiten/Facharbeit%20FMS%20neu.pdf, letzter Zugriff am 12.9.2020.

Skrabek Ryan Quinian et al. (2008): Nabilone for the treatment of pain in fibromyalgia. In: Journal of Pain, 2008;9(2):164–173. Online verfügbar unter: https://www.jpain.org/article/S1526-5900%2807%2900873-5/abstract, letzter Zugriff am 12.9.2020.

Taylor, Sarah L. et al., Pilot Study of the Effect of Ultraviolet Light on Pain and Mood in Fibromyalgia Syndrome, The Journal of Alternative and Complementary Medicine, 2009, 15(1): 15–23. Online verfügbar unter: https://www.liebertpub.com/doi/abs/10.1089/acm.2008.0167, letzter Zugriff am 12.9.2020

Wepner, Florian et al. (2014): Effects of vitamin D on patients with fibromyalgia syndrome: A randomized placebo-controlled trial. Online verfügbar unter: https://journals.lww.com/pain/Abstract/2014/02000/Effects_of_vitamin_D_on_patients_with_fibromyalgia.9.aspx, letzter Zugriff am 12.9.2020.

Endnoten

[1] https://de.wikipedia.org/wiki/Fibromyalgie, letzter Zugriff am 12.9.2020.

[2] http://www.psycho-therapie-fibromyalgie.com/diagnose-fibromyalgie-ursachen/verlauf/?cv=1, letzter Zugriff am 12.9.2020.

[3] http://www.psycho-therapie-fibromyalgie.com/diagnose-fibromyalgie-ursachen/verlauf/?cv=1, letzter Zugriff am 12.9.2020.

[4] http://www.psycho-therapie-fibromyalgie.com/diagnose-fibromyalgie-ursachen/verlauf/?cv=1, letzter Zugriff am 12.9.2020.

[5] https://flexikon.doccheck.com/de/Fatigue, letzter Zugriff am 12.9.2020.
[6] http://www.psycho-therapie-fibromyalgie.com/diagnose-fibromyalgie-ursachen/verlauf/?cv=1, letzter Zugriff am 12.9.2020.
[7] https://www.fibromyalgie-fms.de/, letzter Zugriff am 12.9.2020.
[8] www.rheuma-liga.de, letzter Zugriff am 12.9.2020.
[9] Dahlke, 2019.
[10] https://gedankenwelt.de/laufen-wirkt-bei-fibromyalgie-wunder/?cv=1, letzter Zugriff am 12.9.2020.
[11] https://www.katholisch.de/artikel/24286-warum-positives-denken-ein-leeres-gluecksversprechen-ist, letzter Zugriff am 12.9.2020.
[12] http://docplayer.org/29321212-Systemische-und-experimentelle-aufstellungen.html?cv=1, letzter Zugriff am 12.9.2020.
[13] https://www.gesund-leben.mobi/trigeminusneuralgie-der-schlimmste-schmerz-der-welt/?cv=1, letzter Zugriff am 12.9.2020.
[14] Görgl, 2009.
[15] https://www.fibromyalgie-fms.de/information/mitgliederzeitschrift-optimisten/ausgabe-04/2019, letzter Zugriff am 12.9.2020.
[16] https://www.uniklinik-freiburg.de/fileadmin/mediapool/08_institute/rechtsmedizin/pdf/Addenda/Methylsulfonylmethan.pdf, letzter Zugriff am 12.9.2020.
[17] Fiz et al., 2011/ Skrabek et al. 2008.
[18] https://www.fibromyalgie-fms.de/information/mitgliederzeitschrift-optimisten/ausgabe-04/2019, letzter Zugriff am 12.9.2020.
[19] https://sonnenallianz.spitzen-praevention.com/tag/schmerzen/?cv=1, letzter Zugriff am 12.9.2020.
[20] https://sonnenallianz.spitzen-praevention.com/tag/schmerzen/?cv=1, letzter Zugriff am 12.9.2020.

[21] https://spitzen-praevention.com/wissen/sonne-und-vitamin-d/?cv=1, letzter Zugriff am 12.9.2020.
[22] https://www.deutsche-apotheker-zeitung.de/daz-az/2016/daz-11-2016/vitamin-d-messen, letzter Zugriff am 12.9.2020.
[23] https://www.deutsche-apotheker-zeitung.de/daz-az/2016/daz-11-2016/vitamin-d-messen, letzter Zugriff am 12.9.2020.
[24] https://www.zentrum-der-gesundheit.de/artikel/angst/wirkung-nebenwirkung-und-dosierung-von-5-htp, letzter Zugriff am 12.9.2020.
[25] https://www.zentrum-der-gesundheit.de/artikel/angst/wirkung-nebenwirkung-und-dosierung-von-5-htp, letzter Zugriff am 12.9.2020.
[26] https://www.zentrum-der-gesundheit.de/artikel/angst/wirkung-nebenwirkung-und-dosierung-von-5-htp, letzter Zugriff am 12.9.2020.
[27] https://www.zentrum-der-gesundheit.de/artikel/angst/wirkung-nebenwirkung-und-dosierung-von-5-htp, letzter Zugriff am 12.9.2020.
[28] http://healingfrequency.com/fibromyalgie-und-mitochondrien-aktivitaet/?fbclid=IwAR2zcN8kBLkd2N_IXe0NZSB0G6F2V j2Ni2n28GxhbUtO6u25kImj-zMRuK8, letzter Zugriff am 12.9.2020.
[29] https://www.curendo.de/pflege/probleme-in-der-partnerschaft-durch-fibromyalgie/, letzter Zugriff am 12.9.2020.
[30] Westermann, 2017.
[31] http://docplayer.org/66276558-Trauma-sozialraum-modell-tagesseminar.html?cv=1, http://eis-coaching.com/krankheitsgewinne, letzter Zugriff am 12.9.2020.
[32] https://www.rechtsanwalt.com/rechtsnews/grad-der-behinderung-gdb-bei-fibromyalgie/, letzter Zugriff am 12.9.2020.
[33] https://www.was-ist-fibromyalgie.de/kinder.html?cv=1, letzter Zugriff am 12.9.2020.

[34] https://flexikon.doccheck.com/de/Juveniles_Fibromyalgie-Syndrom?cv=1, letzter Zugriff am 12.9.2020.
[35] https://flexikon.doccheck.com/de/Juveniles_Fibromyalgie-Syndrom?cv=1, letzter Zugriff am 12.9.2020.
[36] https://flexikon.doccheck.com/de/Juveniles_Fibromyalgie-Syndrom?cv=1, letzter Zugriff am 12.9.2020.
[37] https://flexikon.doccheck.com/de/Juveniles_Fibromyalgie-Syndrom?cv=1, letzter Zugriff am 12.9.2020.
[38] https://flexikon.doccheck.com/de/Juveniles_Fibromyalgie-Syndrom?cv=1, letzter Zugriff am 12.9.2020.
[39] https://flexikon.doccheck.com/de/Juveniles_Fibromyalgie-Syndrom?cv=1, letzter Zugriff am 12.9.2020.
[40] https://flexikon.doccheck.com/de/Juveniles_Fibromyalgie-Syndrom, letzter Zugriff am 12.9.2020.
[41] »Fakten und Fake-News zur Fibromyalgie«, https://www.fibromyalgie-fms.de/information/fibromyalgie-aktuell/meldung?tx_news_pi1%5Baction%5D=detail&tx_news_pi1%5Bcontroller%5D=News&tx_news_pi1%5Bnews%5D=413&cHash=7397960fbd8c256db6856662fe1e81c9, letzter Zugriff am 12.9.2020.
[42] »Fakten und Fake-News zur Fibromyalgie«, https://www.fibromyalgie-fms.de/information/fibromyalgie-aktuell/meldung?tx_news_pi1%5Baction%5D=detail&tx_news_pi1%5Bcontroller%5D=News&tx_news_pi1%5Bnews%5D=413&cHash=7397960fbd8c256db6856662fe1e81c9, letzter Zugriff am 12.9.2020.
[43] https://www.fibromyalgie-fms.de/information/mitgliederzeitschrift-optimisten/ausgabe-04/2019, letzter Zugriff am 12.9.2020.
[44] www.rheuma-liga.de, letzter Zugriff am 12.9.2020.
[45] https://www.bewegenohneschmerzen.de/bluttest-fibromyalgie-diagnostizieren/?cv=1, letzter Zugriff am 12.9.2020.

Stichwortverzeichnis

A

Achtsamkeit 15, 44, 130, 131, 169
Akupunktur 20, 104
Angstattacke 33, 72, 119
Arthrose 11, 35, 69, 109
Auszeit 24, 53, 54, 55, 56, 95, 107
Autoimmunerkrankung 12, 13, 20, 37

B

Bewegung 15, 20, 23, 24, 40, 43, 44, 46, 47, 48, 49, 50, 53, 69, 71, 117, 125, 132, 163, 170
Brustschmerzen 33, 59, 93

C

Calcidiol 115
Calictriol 115
Cannabisöl 111, 112
Chronic-Fatigue-Syndrom 20

D

Dauerschmerz 18, 20, 23, 27, 28, 55, 67, 78, 93
Depression 16, 21, 29, 94, 149, 150

E

Entschleunigung 49, 67, 68, 169, 171
Entspannung 45, 46, 48, 49, 57, 58, 61, 70, 96, 104, 125
Erfolge 87, 95
Ernährung 124, 125, 127
Erschöpfung 16, 17, 22, 23, 34, 51, 53, 76, 94, 159

F

Fatigue 20, 21, 22, 23, 24, 165
Fibro-Fog 28
Fibromyalgie
- Behinderung 144
- Bewegung 43
- Diagnose 32, 35, 166
- Forschung 164
- Hochsensibilität 25
- Jugendalter 15, 26, 32, 151
- junges Erwachsenenalter 16, 33
- Laufen 50
- mittleres Alter 16
- Müdigkeit 20
- primäre 14
- Psyche 93
- Schmerz 19
- sekundäre 14

- Studie 50, 113, 119, 164, 165
- Syndrom 7, 12, 152, 158
- Ursachen 32, 38
- Verlauf 14
- Vorteile 83
FMS 7, 8, 12, 17, 31, 152, 158, 159, 164, 165, 166

5

5-HTP 119, 120, 121

G

Gehen 45
Grad der Behinderung 144, 145, 146, 147
- Antragstellung 147

H

Herzschmerzen 27, 28

J

Jakobsweg 30, 40, 41, 43, 44, 49, 54, 56, 61, 63, 67, 69, 73, 77, 86, 90, 92, 106, 128, 131, 142, 149, 150, 172, 173
Juveniles Fibromyalgie-Syndrom 152, 153
- Diagnose 154
- Leitsymptome 153
- Therapie 154
- Ursachen 153

K

Klangschalen-Therapie 104
Kopfschmerzen 15, 27, 33, 119, 151, 154
Krankheitsgewinn
- primärer 139
- sekundärer 139
Kreislaufstörungen 15

L

L-Tryptophan 118, 119, 120

M

Magenbeschwerden 15
Manuelle Therapien 102
Massage 55, 95, 103, 107, 159
Mitochondrien 121, 122
Morgensteifigkeit 24, 27, 47
MSM 110, 111
Müdigkeit 20
Multiple Sklerose 35
Muskelschmerz 11
Muskelsteifigkeit 158

N

Nahrungsergänzungsmittel 108, 109, 111, 112, 119, 127
Nervenschmerzen 13, 27
NYX-2925 164

O

optimistisches Denken 79
Osteopathie 20, 105
- biodynamische 105

P

Partnerschaft 134

R

Reframing 8, 82
Regelmäßigkeit 45, 49, 69, 73, 154, 170

Reizblase 27, 152
Reizdarm 27, 33, 70, 152
Rheuma 35, 109, 116, 153, 157
Rituale 69, 70, 71, 117, 162, 170

S

Schlafstörungen 12, 15, 22, 27, 59, 98, 119, 154, 158
Schmerz, chronischer 18
Schmerzgedächtnis 18
Schmerzmittel 19, 108, 122, 154
Schwimmen 46
Serotonin 118, 119, 120
- Wiederaufnahmehemmer 119
Stressabbau 49, 74
- Beruf 74
- Privatleben 75
Systemaufstellung 40, 96

T

Tender Points 11, 105, 159
Traumata 60, 97, 153

U

UV-Licht 113

V

Vitamin B_6 120
Vitamin D 112, 113, 114, 115, 116, 118

Y

Yoga 46, 58, 99

Z

Ziele 86, 87, 88, 90, 91, 97
Zink 120

Bibliografische Information der Deutschen Nationalbibliothek
Die Deutsche Nationalbibliothek verzeichnet diese Publikation in der Deutschen Nationalbibliografie; detaillierte bibliografische Daten sind im Internet über http://dnb.d-nb.de abrufbar.

Programmplanung: Katja Liese
Projektmanagement: Anja Bippus
Redaktion: Julia Jochim

Umschlaggestaltung und Layout:
CYCLUS · Visuelle Kommunikation, Stuttgart

Bildnachweis:
Umschlagmotiv und Bild S. 3: © CYCLUS · Visuelle Kommunikation, Stuttgart unter Verwendung von Vögel © zolotons/stock.adobe.com, Aquarell © Anna/stock.adobe.com
Autorinnenfoto: Sabrina Probst Fotografie
Zeichnungen Inhalt: Daniela Sonntag, Stuttgart

1. Auflage 2021

TRIAS Verlag in Georg Thieme Verlag KG
Rüdigerstraße 14, 70469 Stuttgart, Germany
www.trias-verlag.de

Printed in Germany

Satz und Repro: Fotosatz Buck, Kumhausen
Gesetzt in Adobe Indesign CS6
Druck: Druck: AZ Druck und Datentechnik GmbH, Kempten

Gedruckt auf chlorfrei gebleichtem Papier

ISBN 978-3-432-11263-3 2 3 4 5 6

Auch erhältlich als E-Book:
eISBN (ePub) 978-3-432-11264-0

Wichtiger Hinweis: Wie jede Wissenschaft ist die Medizin ständigen Entwicklungen unterworfen. Forschung und klinische Erfahrung erweitern unsere Erkenntnisse. Ganz besonders gilt das für die Behandlung und die medikamentöse Therapie. Bei allen in diesem Werk erwähnten Dosierungen oder Applikationen, bei Rezepten und Übungsanleitungen, bei Empfehlungen und Tipps dürfen Sie darauf vertrauen: Autoren, Herausgeber und Verlag haben große Sorgfalt darauf verwandt, dass diese Angaben dem Wissensstand bei Fertigstellung des Werkes entsprechen. Rezepte werden gekocht und ausprobiert. Übungen und Übungsreihen haben sich in der Praxis erfolgreich bewährt.

Eine Garantie kann jedoch nicht übernommen werden. Eine Haftung des Autors, des Verlags oder seiner Beauftragten für Personen-, Sach- oder Vermögensschäden ist ausgeschlossen.

Marken, geschäftliche Bezeichnungen oder Handelsnamen werden nicht in jedem Fall besonders kenntlich gemacht. Aus dem Fehlen eines solchen Hinweises kann nicht geschlossen werden, dass es sich um einen freien Handelsnamen handelt.

Wo datenschutzrechtlich erforderlich, wurden die Namen und weitere Daten von Personen redaktionell verändert (Tarnnamen). Dies ist grundsätzlich der Fall bei Patienten, ihren Angehörigen und Freunden, z.T. auch bei weiteren Personen, die z.B. in die Behandlung von Patienten eingebunden sind.

Thieme nennt Autorinnen und Autoren konkrete Beispiele, wie sich die Gleichstellung von Frauen und Männern sprachlich darstellen lässt. Wo im Text (z.B. aus Gründen der Lesbarkeit) nur das generische Maskulinum verwendet wird, sind alle Geschlechter gleichermaßen gemeint.